ANNA WILKEN

mit Saskia Hirschberg

Na, wann ist es denn so weit?

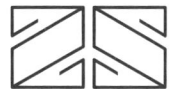

ANNA WILKEN

mit Saskia Hirschberg

Na, wann ist es denn so weit?

Kinderwunsch sieht bei jedem anders aus:

Emotionen, Ursachen, Behandlungsmöglichkeiten

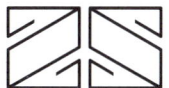

Inhalt

Vorwort 11

1. Gibt es den richtigen Zeitpunkt, um schwanger zu werden?
Natürliche Familienplanung 14
Sex nach Zeitplan 16
Kontrolle des Eisprungs 18

2. Ab wann stellt man sich in einem Kinderwunschzentrum vor?
Wahl des Kinderwunschzentrums
und Ablauf des Ersttermins 26
Was passiert beim ersten Termin im Kiwu-Zentrum? 27

3. Auf der Suche nach dem Übeltäter
Mögliche Ursachen für Unfruchtbarkeit und Störfaktoren
beim Kinderwunsch 33

4. Schockdiagnose Second Level – alles komplizierter als gedacht!
Wie gehe ich mit dem Thema Unfruchtbarkeit um? 50
Und wie geht man jetzt am besten mit der Trauer
beziehungsweise der Verzweiflung um? 51
Den eigenen Wert schätzen (lernen) 54
Geteiltes Leid ist halbes Leid – Hashtags auf Instagram 55

5. IUI, IVF & ICSI – Wtf?
Kinderwunschbehandlungen im Überblick 56
Wie alles begann … 56
Möglichkeiten in der Kinderwunschbehandlung 68

6. Und wer bezahlt den ganzen Spaß?
Privatzahler oder Kostenübernahme durch die Krankenkasse? 89
Antrag an die Krankenkasse – was brauche ich? 90
Die Zeit des Wartens 91
Widerspruch einlegen 92
Unverständnis von hier bis nach Meppen 92
Mein Kampf mit den Behörden 94
Wie viel Stress bringt was und wann sollte man nachgeben? 97
Privatzahler und was jetzt? 100
Wie stemme ich diese Kosten –
soll ich einen Kredit dafür aufnehmen? 100

7. Add-ons zur Kinderwunschbehandlung
Vitamine, Ernährung, Lebenseinstellung 102
Vitaminpräparate zur Unterstützung beim Kinderwunsch 102
Ein paar Tipps zur Einnahme von Vitaminen 104
Folsäure für mich und mein Wunschkind 105
Coenzym Q10 für die Eizellqualität 106
Vitamin D für die Stimmung 106
Was können Fisch, Spargel und Co.? 107
Selleriesaft – der „Wundersaft" 110

8. Sternenkinder
Fehlgeburten und Eileiterschwangerschaften,
Totgeburten und Kindstod 112
Häufigkeit von Fehlgeburten im ersten Trimester 120
Wie kommt es zu einer Fehlgeburt? 120
Ausschabung oder nicht? 122

Was passiert bei einer Ausschabung
und ab wann ist sie notwendig? ... 126
Was passiert bei einer Eileiterschwangerschaft? ... 127
Ein bisschen schwanger gibt es nicht! ... 133
Begriff „Fehlgeburt" und „kleine"
beziehungsweise „frühe Geburt" ... 134
Trauer bei Fehlgeburt, Totgeburt und Kindstod ... 135

9. „Jeder hat Psyche"
Psychische Betreuung während des Kinderwunschs ... 138
Wie mächtig ist (Kopf-)Stress? ... 142
Hat die Psyche einen Einfluss auf den Kinderwunsch? ... 144
Was hat es auf sich mit „Kaum hatte ich den Kinderwunsch
abgelegt, wurde ich schwanger"? ... 147
Wie Männer unter dem Kinderwunsch leiden ... 148
Belastungsprobe für die Beziehung:
wie der gemeinsame Kampf Paare zusammenschweißt ... 153

10. Wenn die Großeltern und die Kassiererin im Supermarkt am besten wissen, wann es Zeit für ein Baby wird
Reaktionen und Druck aus der Gesellschaft ... 156
Lieber offen über die Kinderplanung sprechen,
um der ständigen Nachfrage aus dem Weg zu gehen? ... 157
Unverständnis seitens der Familie und Freunde ... 158
Was wir uns von unserem Umfeld
und unseren Familien wünschen ... 165
Wie erfahren andere Paare Unverständnis? ... 166

11. Es klappt einfach nicht, was kann ich noch tun?
Weitere Behandlungs- und Diagnosemöglichkeiten ... 172
Genetik und Polkörperdiagnostik ... 173

Killer- und Plasmazellen –
Gebärmutterspiegelung (Hysteroskopie – HSK) ... 178
ERA-Test ... 180
Wann würde man auf die genannten Maßnahmen
zurückgreifen und was gibt es abgesehen davon noch? ... 181
Kinderwunschtourismus – Kliniken im Ausland ... 182
Samenspende ... 182
Leihmutterschaft ... 183

12. Unterstützung aus der alternativen Medizin
TCM, Osteopathie und Co. ... 185
Welche Möglichkeiten gibt es?
Die Kraft der alternativen Medizin ... 186
Osteopathie ... 189
TCM ... 190
Akupunktur ... 191
Tees ... 192
Kurkuma, Maca und Co. ... 196
Unser Darm und seine Macht ... 198
Kinderwunschyoga und Fruchtbarkeitsmassagen ... 203
Überlegung: Verderben zu viele Köche den Brei? ... 206

Epilog: Das persönliche Happy End
Ein Brief an mein zukünftiges Ich ... 208

Danksagung ... 213

Quellenangaben und Literatur ... 217

Register ... 219

Impressum ... 222

Für unseren Stern am Himmel,
unser Sternenkind

Vorwort

*Wenn man sich etwas wirklich wünscht,
wenn man ganz fest daran glaubt,
dass es in Erfüllung geht,
dann passiert es auch.*

Zitat aus dem Film »Zweiohrküken«

Hoch oben über den Wolken denke ich an dich, noch mehr als sonst, mein kleiner Stern. Ich fliege durch den Himmel und fühle mich dir nah. Mein Herz ist wehmütig und gleichzeitig voller Hoffnung. Denn über den Wolken scheint immer die Sonne und Licht ist Hoffnung. Du schenkst mir Hoffnung. Dass es dich überhaupt gibt, lässt mich glauben, dass alles gut werden kann – eines Tages. Ich lass dich nicht los und gebe nicht auf. Hier oben im Flugzeug nach Mykonos tanke ich neue Zuversicht. Ich schaue aus dem Fenster. Der Himmel ist babyblau und meine Träume sind zartrosa. Meine Welt dreht sich wieder und ich schreibe die ersten Zeilen für mein neues Buch.

Es ist viel geschehen, seit ich meine Kinderwunschbehandlung begonnen habe. Vor allem bin ich durch meine Erfahrungen gereift. Wer *In der Regel bin ich stark* gelesen hat, weiß bereits, dass der Kinderwunsch mein Leben ziemlich unvorhergesehen auf den Kopf gestellt hat. Denjenigen von euch, die gerade erst „zusteigen" auf meiner Reise, möchte ich auch gern davon erzählen, damit wir alle gemeinsam weiterreisen können. Denn ich hoffe sehr, euch allen mit diesem Buch eine kleine Stütze zu geben. Der Kinderwunsch ist eine Achterbahn der Gefühle und ganz sicher nicht immer einfach. Meine Berg-und-Tal-Fahrt begann ziemlich plötzlich und unerwartet, als ich während eines Reha-Aufenthalts wegen meiner Endometriose-Erkrankung Frauen mit unerfülltem Kinderwunsch kennenlernte und ein bestimmter Begriff meine ungeteilte Aufmerksamkeit bekam: der AMH-Wert. Vielleicht kennt ihr euren AMH-Wert bereits, vielleicht verbirgt sich hinter dem Begriff aktuell noch ein großes Fragezeichen. So oder so, seid euch sicher, wir schauen uns diesen Wert und viele andere Themen noch ganz genau an. Jetzt würde ich sagen, beginnen wir erst mal ganz von vorn und ich stelle mich euch vor:

Ich bin Anna Wilken, 24 Jahre alt und aktuell lebe ich in Heidelberg. An diese Stadt habe ich übrigens ein Stückchen meines Herzens verloren. Ich sage bewusst „ein Stückchen", denn gebürtig bin ich ein Ostfriesenkind und für den Norden und die Küste wird mein ganzes Herz immer schlagen. Eine kleine Familie habe ich übrigens schon. Mit meinem Lebensgefährten Sargis und unserem kleinen Hund Oskar lebe ich zusammen und hoffentlich, ganz bald, wird unsere Familie durch ein kleines Wunder vervollständigt. Seit vielen Jahren setze ich mich für mehr Aufklärung rund um die Erkrankung Endometriose ein und es ist mir eine Herzensangelegenheit, meine Reichweite zu nutzen, um diesem Thema wie auch dem unerfüllten Kinderwunsch mehr Sichtbarkeit zu geben. Ich verstehe, dass es vielen Frauen und Paaren schwerfällt, über ihren unerfüllten Kinderwunsch zu reden, und gleichzeitig ist doch genau das so wichtig. Gefühlt ist dieses Thema noch gar nicht etabliert in unserer Gesellschaft und wahrscheinlich fehlt vielen Außenstehenden deshalb das gewisse Feingefühl. Die Frage „Wann wirst du endlich schwanger?" kennen sicher die meisten von uns. Ebenso wie all die nett gemeinten Tipps.

Bestimmt habt ihr genauso viele Artikel und Ratgeber gelesen wie ich. Warum also dieses Buch? Vorab möchte ich betonen: Ich bin nicht der Kiwu-Guru und ich habe nicht vor, euch in irgendeine Richtung zu drängen oder noch mehr Druck zu machen. Ganz im Gegenteil. Ich möchte endlich Stress aus dem Thema nehmen. Das ist meine Motivation. Überall hört man: Du musst dies machen, du musst jenes versuchen. Nein, wir müssen absolut gar nichts! Stattdessen gibt es aber vieles, was wir tun können. Druck herausnehmen – genau das ist der Punkt, dem ich in diesem Buch Aufmerksamkeit schenken will. Und ich möchte den Gemeinschaftssinn stärken. Niemand von uns ist allein. Gemeinsam stehen wir alles besser durch. Aus diesem Grund werdet ihr hier immer wieder Kommentare und Berichte von anderen Betroffenen finden. Denn jede Frau, jedes Paar erlebt die Reise individuell. Das ist ein wichtiger Ansatz, um den Kinderwunsch im Ganzen zu betrachten. Gemeinsam mit meiner behandelnden Reproduktionsmedizinerin Frau Dr. Daniela Seehaus vom Kinderwunschzentrum in Heidelberg, dem Kinderwunschpsychologen Prof. Dr. sc. hum. Tewes Wischmann und dem Kinderwunschrechtsanwalt Philipp Alexander Wagner möchte ich dem Thema die Beachtung schenken, die es benötigt. Ich möchte euch so viele Informationen wie möglich zugänglich machen. Damit ihr euch auch abseits des Buches noch umfangreicher in die Themen einlesen könnt, die euch während des Kinderwunschs beschäftigen, findet ihr in den einzelnen Kapiteln immer wieder QR-Codes.

Aber jetzt lasst uns diese unglaublich emotionale Reise gemeinsam antreten. Ich hoffe sehr, dass dieses Buch euer Herz berührt, euch Kraft schenkt und ihr niemals die Hoffnung verliert.

KAPITEL 1

Gibt es den richtigen Zeitpunkt, um schwanger zu werden?

Natürliche Familienplanung

Zu Beginn meiner Kinderwunschreise habe ich mich oft schwer damit getan, Entscheidungen zu treffen. Ich war noch ziemlich jung – gerade mal 21 – und hatte vieles im Kopf, aber nicht den Plan, sogleich schwanger zu werden. Dabei bin ich durch und durch ein Familienmensch, und Kinder zu bekommen, hat für mich immer ganz selbstverständlich zu meiner Lebensplanung gehört. Demnach war ich heftig überfordert, als es plötzlich nach einer Untersuchung hieß: jetzt oder wahrscheinlich nie! Man könnte also quasi sagen, ich habe zunächst nicht der „Standardpatientin" in einem Kinderwunschzentrum entsprochen. Stellenweise habe ich mich total deplatziert gefühlt zwischen all den Frauen und Paaren, die schon mit Herz und Niere mitten in der Behandlung steckten, während ich wie ferngesteuert die ersten Termine wahrnahm – total im Unreinen mit mir selbst, keinen Schimmer, was ich wirklich wollte oder nicht. Ich wusste nur, was ich nach Ansicht der Ärzte ganz dringend tun sollte: in absehbarer Zeit schwanger werden, wenn ich mir überhaupt auch nur die minimale Chance auf ein Kind sichern wollte. Ich bekam richtig Panik! Hatte nächtelang Albträume von Fehlgeburten und dramatischen Schwangerschaften. So weit weg der Gedanke ans Kinderkriegen davor auch war, die Vorstellung, nie ein Baby bekommen zu können, hat alles verändert.

Gleichzeitig blieb trotzdem dieses dominante Gefühl bestehen, dass es nicht der richtige Zeitpunkt für ein Kind war. Meine Mutter versuchte, mich zu beruhigen: „Anna, es wird nie den perfekten Zeitpunkt geben, um ein Kind zu bekommen. Es wird immer irgendwas sein." Klar, kann man einige Lebensumstände bis zu einem gewissen Maß optimieren, vielleicht eine geeignet erscheinende Phase in der Karriereplanung und Partnerschaft abpassen. Doch diese Zeit hatte ich eben nicht und es war mir unmöglich, die Pistole auf der Brust zu ignorieren. Immer wieder stellte ich mir dieselbe Frage: Sollte ich aufgrund des Befunds nun mein ganzes Leben auf den Kopf stellen und die Familienplanung vorziehen? Der Zeitdruck hat mich völlig gelähmt. Irgendwann war ich überhaupt nicht mehr in der Lage, eine Entscheidung zu treffen. Jedes gut gemeinte Wort von außen kam bei mir falsch an. Ich hatte total dichtgemacht. Die einzige Person, die damals einen Zugang zu mir fand, war meine Ärztin, bei der ich seit Jahren wegen der Endometriose in Behandlung bin, Frau Dr. Sylvia Mechsner. Aufgrund meiner Teilnahme an einer Studie verbrachte ich viel Zeit bei ihr und natürlich fragte sie mich, was mich so beschäftigte. Sie machte den rettenden Vorschlag: Eizellen einfrieren für später. Und ganz egal, was das bedeutete, zu dem Zeitpunkt war mir das Ausmaß dieser Behandlung nicht gleich völlig klar, doch „die Lösung" beruhigte mich zunächst. Zumindest so weit, dass die Beklemmung in der Brust nachließ und ich wieder atmen konnte.

Ist es empfehlenswert, die Familienplanung zeitlich vorzuverlegen, weil eine Diagnose besteht?

Frau Dr. Seehaus, Annas Kinderwunschärztin: *Das kann durchaus mal sinnvoll sein. Wichtig ist natürlich immer, die Gesamtsituation zu betrachten und das im Einzelfall mit der Frau beziehungsweise dem Paar zu besprechen.*

Sex nach Zeitplan

In der Anfangszeit beim Kinderwunsch heißt es meistens: Sex nach Uhrzeit und Tag, denn wir Frauen haben schließlich einen Zyklus mit fruchtbaren und unfruchtbaren Tagen. Dieser fruchtbare Zeitraum ist gar nicht mal so groß. Circa fünf bis acht Tage zur Mitte unseres Zyklus weisen wir eine Fruchtbarkeit auf. In dieser Zeit findet der Eisprung statt. Fangen wir aber mal von vorn an:

Mit jeder Periode beginnt ein neuer Zyklus. Sprich: Der erste Tag der Menstruation ist unser erster Zyklustag. Im Normalfall umfasst ein Zyklus 28 bis 30 Tage. Die exakte Länge variiert von Frau zu Frau. Für den Kinderwunsch ist es nicht unerheblich, wie regelmäßig der Zyklus ist.

Ein Zyklus lässt sich grob in drei Phasen einteilen. In der ersten Zyklushälfte menstruieren wir und es beginnt die Follikelphase. Follikel? Bitte, was? Ein Follikel ist ein Eibläschen. Darin steckt in der Regel eine Eizelle. Genau diese entwickelt sich in der ersten Zyklushälfte. Unser Eierstock bildet das follikelstimulierende Hormon FSH. Es hilft dem Follikel, sich zu entwickeln. Innerhalb des Follikels wird wiederum das Hormon Östrogen gebildet. Der Östrogenspiegel wird von Tag zu Tag steigen. Zu Beginn des Zyklus ist er noch sehr niedrig.

Das klingt jetzt alles erst einmal total kompliziert und ihr fragt euch sicherlich, warum man so etwas wissen sollte. Doch je mehr man über seinen eigenen Zyklus weiß, desto besser nimmt man ihn wahr. Von diesem Moment an werden die Follikel in der Regel immer größer und auch die während der letzten Periode abgestoßene Gebärmutterschleimhaut fängt an, sich neu aufzubauen. Dafür ist das Östrogen verantwortlich. Dieses steigt vor dem Eisprung nämlich kontinuierlich an.

Da die wenigsten von uns über ein eigenes Labor verfügen dürften, können wir uns glücklich schätzen, dass unser Körper uns Zeichen gibt. Beispielsweise wird der Zervixschleim mehr, je näher der Eisprung rückt. Der Zervixschleim ist übrigens sehr wichtig und erhält in diesem Kapitel noch mal eine Extraportion Aufmerksamkeit!

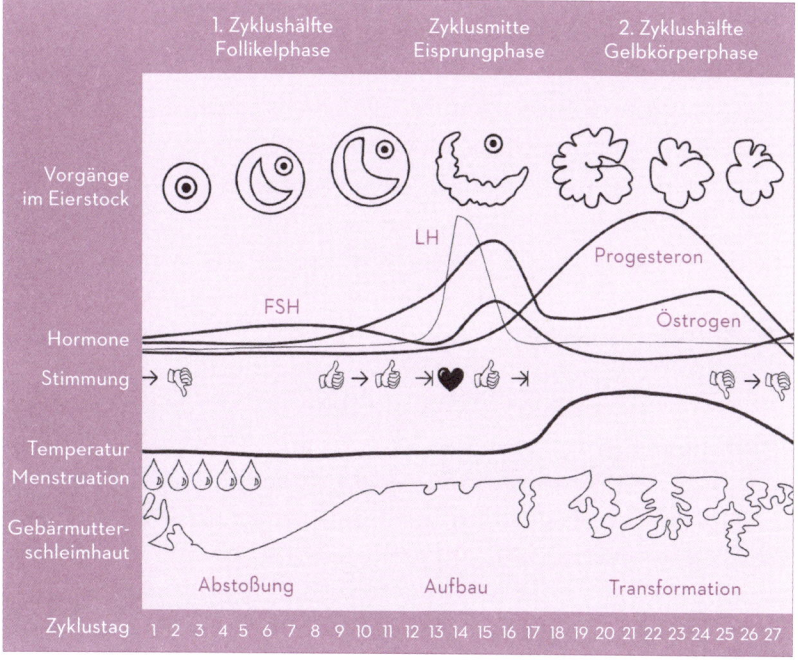

Zur Zyklusmitte beginnt dann die Eisprungphase, das Highlight in jedem Zyklus. Unsere Follikel werden jetzt immer größer, der Östrogenspiegel steigt und ein weiteres Hormon namens LH (Luteinisierungshormon), das den Eisprung fördert, kommt hinzu. Erreicht das LH seinen Höhepunkt, platzt der entwickelte Follikel und gibt die reife Eizelle frei. Das ist unser sogenannter Eisprung. Ready to rock! Äh … bereit für die Befruchtung!

Last but not least bildet unser Körper in der **letzten Phase des Zyklus** das sogenannte Progesteron, auch als Gelbkörper bekannt. Der Zyklus erreicht wieder eine unfruchtbare Phase und unsere Gebärmutterschleimhaut wird bestens vorbereitet, damit sich eine befruchtete Eizelle einnisten kann. Die Gebärmutterschleimhaut baut sich in dieser Phase vermehrt auf. Frauen, die unter PMS (Prämenstruelles Syndrom) leiden, werden hier sicherlich schon einige Symptome (Unterbauchschmerzen, Kopfschmerzen, Stimmungsschwankungen) bemerken, die auf die nächste Periode hindeuten. Denn ist keine Befruchtung entstanden, sinken der Östrogen- und Progesteronspiegel wieder und alles beginnt mit einer Menstruation von vorn.

Kontrolle des Eisprungs

Um den Zyklus zu kontrollieren, gibt es tolle Apps. Übers Handy oder Tablet kann man diese super nutzen. Ich benutze Femometer, doch stöbert am besten mal durch euren App Store. Bei Femometer könnt ihr euren Status angeben, meiner ist natürlich auf „Ich möchte schwanger werden" gestellt. Diese App kann „nicht nur" zum Tracken der Periode, sondern auch während der Kinderwunschbehandlung genutzt werden. Von IVF bis IUI deckt sie alles ab. Die App hat Platz für viele Details. Tag für Tag könnt ihr Einzelheiten zu eurer Periode, den körperlichen Symptomen und eurem Gemütszustand eintragen, die Konsistenz des Zervixschleims und die Basaltemperatur notieren sowie vermerken, wann ihr Sex hattet. Vielleicht klingt das jetzt erst mal viel, doch es ist wirklich hilfreich, den Zyklus gut im Blick zu haben, um sich auf den Eisprung vorzubereiten. Beispielsweise könnt ihr beobachten, wie sich der Zervixschleim verändert und daran beurteilen, wo in eurem Zyklus ihr euch gerade befindet.

Ihr könnt das selbst recht gut testen: Oft spürt man ja schon, ob es sich zwischen den Beinen eher feucht oder trocken anfühlt. Ihr könnt den Schleim aber auch mal anfassen und anschauen. Das macht ihr am besten auf der Toilette. Einfach mal mit Daumen und Zeigefinger „eine Probe entnehmen" (oder mit Klopapier) und die Konsistenz wie auch die Farbe ertasten beziehungsweise begutachten.

Kaum Zervixschleim

Nach der Menstruation fühlt sich der Scheideneingang eher trocken an, der Zervixschleim nimmt erst wieder zu.

Dicklicher, klumpiger Zervixschleim

Wenn das Eibläschen heranwächst und sich auf den Eisprung vorbereitet, wird der Zervixschleim dicklich, cremig, klumpig oder zäh. Er ist nicht dehnbar und eher trüb, weißlich oder gelblich.

Glasiger Zervixschleim

Je näher der Eisprung rückt, desto mehr Zervixschleim bildet sich. Er wird glasig, klar und durchsichtig. Manchmal hat er einen leichten Gelbstich oder enthält weiße Schlieren, er ist spinnbar und fühlt sich glitschig und schlüpfrig an. Vielleicht trägst du in dieser Zeit öfter mal eine Slipeinlage. Spermien fühlen sich in diesem Umfeld besonders wohl.

Trockenheit nach Eisprung

Nach dem Eisprung wird der Zervixschleim wieder trüb und klumpig, vielleicht stellt er sich bei dir auch für kurze Zeit vollständig ein. Der Scheideneingang fühlt sich in der Regel wieder trocken an.

Übrigens: Empfindest du deine Scheide zu jeder Phase deines Zyklus zu feucht oder dauerhaft sehr trocken, kann dies ein Hinweis sein, dass dein Scheidenmilieu gestört ist. Kommt beispielsweise ein fischiger Geruch hinzu, ein Juckreiz und/oder ein Brennen, solltest du auf jeden Fall deinen Frauenarzt einen Blick auf deine Yoni werfen lassen. Übermäßiger Ausfluss, Brennen und Jucken im Intimbereich sind häufig die Symptome einer Pilzinfektion oder einer bakteriellen Vaginose.

Die meisten Frauen hatten wahrscheinlich schon mal das „Vergnügen" einer Pilzinfektion oder zumindest schon davon gehört. Ganz anders sieht es da bei der bakteriellen Vaginose aus.

Rund 20 Prozent aller Frauen sind mindestens einmal im Leben von einer bakteriellen Scheideninfektion, meist einer bakteriellen Vaginose, betroffen. Häufig verursachen Gardnerella-vaginalis-Bakterien, die durch Schmier- und Kontaktinfektionen vom After in die Scheide übertragen werden, eine bakterielle Vaginose.

Was ihr über die Scheidenflora wissen solltet

Das bakterielle Gleichgewicht der Vagina ist sehr empfindlich. Normalerweise siedeln dort hauptsächlich Milchsäurebakterien (Laktobazillen), die mit einem sauren pH-Wert für ein gesundes Scheidenmilieu sorgen. Sie bilden einen Schutzschild gegen fremde Bakterien. Verschiedene Ursachen können zu einer negativen Verschiebung des pH-Werts führen (zum Beispiel ein geschwächtes Immunsystem, eine hormonelle Veränderung). Schon gerät die Scheidenflora aus dem Gleichgewicht. Die Anzahl der schützenden Milchsäurebakterien nimmt ab und fremde Bakterien oder auch die ganz natürlich vorkommenden „schlechten", scheideneigenen Keime und Bakterien gewinnen die Oberhand. Sie vermehren sich und können so eine Scheideninfektion auslösen.

Was könnt ihr für eine gesunde Scheidenflora tun?

Es empfiehlt sich, eine Milchsäurekur zu machen, um das Gleichgewicht des Scheidenmilieus wiederherzustellen oder zu stärken. Bei Frauen, die anfällig für Pilzinfektionen sind oder häufig an bakterieller Vaginose leiden, ist es sinnvoll, zwischenzeitlich immer mal wieder Milchsäure anzuwenden. Speziell nach der Periode. Der pH-Wert von Blut liegt ungefähr bei 7, ist also höher als das saure Milieu in der Scheide. Eine gesunde Scheidenflora ist nach der Regelblutung normalerweise in der Lage, sich von allein wieder zu stabilisieren. Wenn die Scheidenflora allerdings im Ungleichgewicht ist, kann eine Milchsäurekur diesen Prozess positiv unterstützen.

Zurück zum Eisprung

Nicht nur der Zervixschleim gibt uns Hinweise auf den Eisprung. Einige Frauen klagen über **Ovulationsschmerzen und spannende Brüste**. Spürt am besten in euren Körper hinein, schreibt eure Symptome auf und beobachtet diese über mehrere Zyklen. Abgesehen von den körperlich spür- und sichtbaren Anzeichen können wir beispielsweise auch die **Basaltemperatur**, die sogenannte Aufwachtemperatur, beobachten. Wichtig ist, diese direkt nach dem Aufwachen, jedoch vor dem Aufstehen zu messen. Ob ihr sie oral, vaginal oder rektal messt, ist natürlich euch überlassen. Bei mir gehört das Messen mittlerweile zur täglichen Morgenroutine. Es empfiehlt sich übrigens, jeden Tag zur gleichen Uhrzeit zu messen, zumindest für einen gewissen Zeitraum. Das bekomme ich leider nicht immer hin, aber ich teile meine Kurven regelmäßig im Kinderwunschzentrum mit, und offenbar sind meine Messungen dennoch aussagekräftig. Gemessen wird die Temperatur übrigens in diesem Fall mit einem Basalthermometer. Im Gegensatz zum normalen Fieberthermometer zeigt das Basalthermometer zwei Stellen nach dem Komma an. Genau diese sind wichtig, da sie sich im Lauf des Zyklus nämlich verändern. Zu Beginn des Zyklus ist die Temperatur eher niedrig, und je weiter wir auf den Eisprung zugehen, desto mehr steigt sie an. Findet eine Befruchtung statt, bleibt sie erhöht, ansonsten sinkt sie kurz vor der nächsten Periode wieder. So entstehen Basaltemperaturkurven, anhand welcher ihr genau euren Zyklus nachvollziehen könnt. Mit ein bisschen Übung klappt das ganz schnell! Wer sich noch ausführlicher informieren möchte, kann dies gern über folgenden QR-Code tun:

 Basalthermometer

Ein kleiner Tipp: Das Basalthermometer von Cyclotest finde ich persönlich sehr gut. Es misst innerhalb von Sekunden die Temperatur. Andere Thermometer benötigen teilweise mehrere Minuten. Die Anwendung kann oral, vaginal oder rektal erfolgen. Nach jedem Messen wird das aktuelle Ergebnis in die App von Cyclotest übertragen und ihr bekommt Informationen über euren Zyklus.

Zusätzlich gibt es auch noch den **Ava Fruchtbarkeitstracker**, auch **Ava Armband** genannt. Das Armband wird während der Nacht getragen und misst fünf unterschiedliche Komponenten: die Temperatur, den Ruhepuls, die Durchblutung, die Atemfrequenz und das Verhältnis der Herzfrequenzvariabilität. Diese Methode ist klinisch entwickelt worden, um das fruchtbarste Fenster während des Zyklus zu erkennen. Es ist in der Anschaffung etwas teurer, soll aber sehr gut sein.

Etwas klassischer geht es auch: einfach auf einen „LH-Streifen" pieseln. Denn die sogenannten Ovulationstests gibt es auch noch. Damit bestimmt man das Hormon LH beziehungsweise kontrolliert den LH-Spiegel (wir erinnern uns: Wenn der LH-Spiegel am höchsten ist, findet der Eisprung statt.). Ovulationstests gibt es in Drogeriemärkten, in jeder Apotheke und natürlich auch online zum Bestellen. Zu der App Femometer gibt es eigene Teststreifen. Die App generiert automatisch die Testergebnisse. Natürlich kannst du das Ergebnis auch ohne App ablesen und zwar am klassischen Kontrollstrich. Dieser befindet sich auf der rechten Seite. Steigt der LH-Spiegel, so bildet sich links daneben ebenfalls ein Strich. Je nach Stärke des Striches kannst du erkennen, ob du gerade deinen Eisprung hast oder nicht.

Ich finde es super, eine App für alles zu verwenden, denn so hat man immer sämtliche Informationen genau im Blick, um alles bestimmen zu können. Ich persönlich wende ein Basalthermometer und LH-Streifen an – auch aus dem Grund, dass ich mich nicht vorher schon zu sehr verrückt mache. Auf diese Weise habe ich immer alles exakt im Blick.

Tipp: Von Clearblue gibt es einen Fertilitätscomputer. Dieser trackt den gesamten Zyklus und misst nicht nur den LH-Spiegel, sondern auch den Östrogenspiegel. In der Anschaffung ist er etwas teuer, jedoch sehr genau. Zu dem kleinen Computer gibt es passende Sticks – jeweils für den LH- und Östrogenspiegel sowie auch, um das hCG zu kontrollieren.

Laut einer Studie von Cyclotest werden 81 Prozent der Frauen, die ihre fruchtbare Phase per Zyklusbeobachtung ermitteln (Messen der Aufwachtemperatur und Analyse des Zervixschleims) durchschnittlich nach sechs Monaten schwanger, 91 Prozent der Frauen nach einem Jahr.

Geschlechtsverkehr nach Kalender lässt sich bei einem bestehenden Kinderwunsch fast nicht vermeiden. Natürlich ist es sinnvoll, in den Tagen um den Eisprung Geschlechtsverkehr zu haben. Sich dabei allerdings nicht unter Druck zu setzen, das ist die große Kunst und sicher nicht immer umsetzbar. Trotzdem sollte der Genuss beim Sex auf Dauer nicht zu kurz kommen. Probiert euch neu aus! Was mir beispielsweise hilft: Ich kaufe mir gern hübsche Unterwäsche, um mich schön und sexy zu fühlen. Ich möchte meinem Partner damit auch Freude bereiten, dass der Akt nicht zum Zwang wird. Genau aus diesem Grund sage ich auch „Date" – unser Date, um ein Baby zu machen, oder besser gesagt: „Wir werden jetzt ein Baby machen, denn wir bekommen eines!" Das richtige Mindset ist wichtig!

Ein kleiner Tipp: Die Spermien überleben bis zu fünf Tage in der Scheide. Beruhigend, oder? Am Anfang habe ich mich echt verrückt gemacht. Jeden Tag während des Eisprungs Sex auf Knopfdruck. Puh! Ganz schön anstrengend! Mittlerweile reicht mir weniger für mein Gewissen aus. Aber klar, wer auf Nummer sicher gehen will und das nötige Durchhaltevermögen hat, darf gern auch öfter in die Federn springen.

Übrigens: Frau Dr. Seehaus erzählte mir während eines Termins, dass bei einem Kongress über die Häufigkeit des Geschlechtsverkehrs gesprochen wurde. An sich würde es reichen, zweimal pro Woche Sex zu haben. Gut zu wissen, wenn ihr mich fragt. Es ist schließlich nicht immer möglich, eine Punktlandung im Bett hinzulegen.

Aber ihr wisst ja: Alles nach eurem Empfinden, niemand sollte euch da etwas vorschreiben.

Wenn wir gerade schon fröhlich durch die Betten hüpfen, können wir uns den ganzen Akt auch noch ein bisschen genauer anschauen. **Stellungen** sind ja auch ein beliebtes und umstrittenes Thema in der ganzen Sache. Missionars-, Hündchen-, Reiterstellung: Für viele Paare zählt der Gedanke, dass der Penis tief in die Scheide eindringt, damit die Spermien den kürzesten Weg in den Muttermund haben. Ob Paare mit diesen Stellungen erfolgreicher sind als andere, ist nicht bewiesen. Wie immer gilt: Entscheidet nach Lust und Laune, was euch guttut.

Ähnliches gilt übrigens für **Gleitgele**. Auch hier gibt es unterschiedliche Meinungen und ihr bildet euch am besten eure eigene. Ich persönlich benutze gern Gleitgel, denn es macht den Sex schon aufgrund der Endometriose für mich angenehmer. Das Kinderwunsch-Gleitgel von Ritex kann ich guten Gewissens empfehlen. Es soll spermienfreundlich sein und den natürlichen pH-Wert des Zervixschleims erhalten. Anders als herkömmliche Gleitgele führt ihr dieses mittels einer kleinen Tube direkt in die Vagina ein. Auch in Bezug auf Scheidentrockenheit habe ich damit gute Erfahrungen gemacht. Viele Gleitgele fallen durch negative Bewertungen auf, weil die enthaltenen Konservierungsstoffe die Beweglichkeit der Spermien einschränken oder sie nicht pH-freundlich sind. Informiert euch einfach ausführlich zu dem Thema und besprecht es auch gern im Kinderwunschzentrum. In der Regel vertraut man der behandelnden Ärztin oder dem Arzt am meisten.

Wer noch Lust auf eine Runde Akrobatik hat, kann auch das tun. Immer wieder hört man von dem **Handstand nach dem Sex** oder der

Kerze, damit die Spermien leichter zu den Eileitern wandern können. Aus ärztlicher Sicht erhöht diese Praktik nicht zwangsläufig die Chancen auf eine Schwangerschaft. Aber wer sich gut damit fühlt, wieso nicht? Amüsant ist es bestimmt – vor allem der Blick eures Partners.

Auf Instagram und Co. hört man viel Positives zu dem Thema. Ich persönlich sage ja gern: Probieren geht über Studieren. Probiert es aus, habt Spaß dabei, testet es vielleicht ein bis zwei Zyklen oder macht es dann, wenn euch danach ist. Schaden wird es sicherlich nicht, aber zu viel Hoffnung würde ich auch nicht in die Sache stecken. Generell finde ich wichtig, dass ihr das tut, was ihr selbst für richtig haltet und was euch guttut. Ob ihr noch ein bisschen liegen bleibt nach dem Sex, vielleicht nicht gleich auf die Toilette rennt, jeder entscheidet das für sich. Wir sind alle individuell. Es gibt nun mal kein Zaubermittel – dafür aber trotzdem manchmal Wunder: Als meine Spontanschwangerschaft (sie endete leider mit einer Fehlgeburt) entstand, habe ich nichts von all dem gemacht.

Zum Schluss dieses Kapitels noch eine Kleinigkeit, die Großes bewirken kann: Ganz ohne Tracking Device und Akrobatikeinlagen im Bett könnt ihr, sobald ein Kinderwunsch besteht, Folsäure einnehmen. Folsäure sorgt dafür, dass der Embryo sich gut entwickeln kann. Ihr bekommt diverse Präparate in der Drogerie oder in der Apotheke eures Vertrauens.

Was ich unbedingt noch loswerden möchte: Auch mit der besten Technik haben wir keine Garantie auf einen positiven Schwangerschaftstest – das ist ja klar. Behaltet ebenfalls im Hinterkopf, dass Messergebnisse durch verschiedene Einflussfaktoren wie beispielsweise die Einnahme von Hormonen „verfälscht" beziehungsweise nicht verwertbar sein können.

KAPITEL 2

Ab wann stellt man sich in einem Kinderwunschzentrum vor?

Wahl des Kinderwunschzentrums und Ablauf des Ersttermins

Frau Dr. Seehaus: *Üblicherweise nach circa einem Jahr ungewollter Kinderlosigkeit trotz regelmäßiger Zyklen und Geschlechtsverkehr (ein- bis zweimal pro Woche).*

Was ich persönlich besonders wichtig finde, ist nicht nur die Entscheidung, wann man sich in einem Kinderwunschzentrum vorstellt, sondern auch, wo. Das Thema ist ohnehin sehr sensibel, daher solltet ihr euch in eurem Kinderwunschzentrum unbedingt wohlfühlen. Je nachdem, wo ihr wohnt, wird es vielleicht mehrere Zentren in eurer Nähe geben oder auch nur eines. Unter Umständen müsst ihr sogar eine weitere Fahrt auf euch nehmen. Ideal ist es natürlich, wenn ihr Freunde in eurem Umfeld habt, die schon positive Erfahrungen mit einem Kinderwunschzentrum gemacht haben und euch guten Gewissens eine Empfehlung aussprechen können. Selbstverständlich findet ihr auch viele Infos im Netz, in Foren und auf den Webseiten der Zentren. Hört hier einfach auf euer Bauchgefühl. Im Erstgespräch werdet ihr merken, ob der Arzt zu euch passt, der euch auf eurer Reise zum Wunschkind begleiten soll und dem ihr euer Vertrauen schenkt. Die Wahl des Arztes ist mir immer sehr wichtig, und was das angeht, bin ich sehr ehrlich zu mir selbst: Fühle ich mich unwohl, dann äußere ich es und suche gegebenenfalls einen anderen Arzt auf.

Vielleicht findet ihr es auch beruhigend zu wissen, dass der erste Termin absolut unverbindlich ist. Ich habe mir gesagt: Ich gehe hin, um mich zu informieren! Das hat den Schritt um einiges leichter gemacht.

Manche Frau oder manches Paar hat schon eine Diagnose, weiß genau, wodurch die Schwangerschaft erschwert ist, und hat womöglich einen konkreteren Plan als ich damals bei meinem ersten Termin. Jeder geht in dieses Gespräch und die Untersuchung mit einem ganz anderen Gefühlschaos und Gedankenkarussell, mit mehr oder weniger Anspannung, großen oder kleinen Erwartungen. Spannend wird der Ersttermin wohl für die meisten sein.

Tipp: Informiert euch am besten vorab, ob ihr eine Überweisung von eurem Hausarzt oder Gynäkologen braucht.

Was passiert beim ersten Termin im Kiwu-Zentrum?

Wie gesagt, den ersten Termin finden die meisten Frauen oder Paare aufregend, vielleicht auch anstrengend. Schließlich muss man sich komplett „nackt machen" und damit rede ich nicht nur vom gynäkologischen Stuhl, sondern auch davon, dass man sich offenbart. Je mehr Informationen der Arzt bekommt, desto besser kann er die Situation beurteilen. Das bedeutet ein erneutes Durchkauen der vielleicht bereits gestellten Diagnosen. Bei mir gehört da natürlich meine Endometriose dazu. Mittlerweile erzähle ich meine Krankengeschichte im Schlaf – vom Verdacht über den Weg bis zur Diagnose und all die Stationen danach, OPs und Co. Jedes Detail kann für den Arzt wichtig sein.

Umgekehrt ist für uns als Patientinnen der Termin auch sehr interessant, weil ein Reproduktionsmediziner im Ultraschall auf ganz andere Dinge achtet als ein „normaler" Gynäkologe bei einer Routineuntersuchung. Je nachdem, zu welchem Zykluszeitpunkt man den ersten Termin hat, wird zum Beispiel ein Auge auf die Follikel und die Gebärmutterschleimhaut geworfen. Das finde ich immer total spannend. Per Tastuntersuchung und Ultraschall wird nach anatomischen Veränderung Ausschau gehalten. Ein Abstrich muss genommen werden, um Entzündungen und Geschlechtskrankheiten auszuschließen. Für mich persönlich ist das ja immer der Horrorpart eines jeden frauenärztlichen Besuchs. Mit einem Wattestäbchen wird Sekret aus der Scheide entnommen und unter dem Mikroskop auf Bakterien und Pilzsporen untersucht. Eine Urinprobe wird selbstverständlich auch noch genommen. Diese gibt ebenfalls Hinweise auf akute Infektionen. Chlamydien, die zu spät erkannt werden, können beispielsweise zu Verklebungen der Eileiter führen, und das wollen wir ganz sicher nicht.

Ach so, ja, falls sich jemand fragt, wie es um die Männer in der ganzen Sache steht – die kommen beim Ersttermin ganz gut weg. Eine genauere Untersuchung „seines besten Stücks" erfolgt bei Bedarf beim Urologen. Ganz unbeachtet bleiben die Herren der Schöpfung trotzdem nicht: Um die Hormone zu untersuchen, wird das Blut beider Partner abgenommen. Bei der Frau wird vor allem der AMH-Wert bestimmt.

Was ist der AMH-Wert?

AMH – das sogenannte Anti-Müller-Hormon – wird in den heranwachsenden Follikeln gebildet und gibt einen Hinweis auf die Eizellreserve einer Frau. Die Höhe des AMH-Werts ist bei einer Kinderwunschbehandlung interessant, weil man an ihm ungefähr einschätzen kann, wie wahrscheinlich es ist, dass die Eizellen auf die hormonelle Stimulation ansprechen. Generell kann der AMH-Wert immer mal leicht schwanken. Ein niedriger Wert schließt eine spontane Schwangerschaft nicht aus, aber je geringer die Eizellreserve, desto schlechter spricht das Ovar auf eine Stimulation an. Die Messungen gehen von 0 bis 10.

Mit diesen paar Buchstaben fing bei mir übrigens alles an. Wegen meiner Endometriose war ich zur Reha und lernte dort viele Frauen mit unerfülltem Kinderwunsch kennen. 40 bis 70 Prozent der Frauen mit Endometriose sind ungewollt kinderlos beziehungsweise haben es schwerer, schwanger zu werden. Als Betroffene hatte ich diese Fakten natürlich auf dem Schirm – auch damals schon. Allerdings wusste ich aus den unzähligen Untersuchungen – ebenfalls aufgrund der Endometriose –, dass meine körperlichen Voraussetzungen auf den ersten Blick nicht besorgniserregend aussahen. Meine Eileiter waren durchgängig und das hatte für mich immer bedeutet: grünes Licht für die Babyplanung. Doch die Gespräche mit den Frauen auf der Reha zeigten mir schnell: Es gibt Faktoren, die ich nicht einkalkuliert hatte.

Mit tausend Fragezeichen im Gepäck fuhr ich damals von der Reha, übertrieben gesagt, auf direktem Weg ins Kinderwunschzentrum – und das theoretisch nur, um einen Blick in die Zukunft zu werfen. Ich wollte wissen, wie es um meinen AMH-Wert steht: „Frau Wilken, Ihr AMH-Wert ist gut", erfuhr ich dort von dem Arzt, der mich untersucht hatte. „Gut genug, um jetzt mit einer künstlichen Befruchtung zu starten." Bäääm! Ein Brett traf meinen Kopf! Was heißt hier künstliche Befruchtung? Ich wollte doch nur wissen, ob ... und wie ... und überhaupt ... Meine Gedanken drehten sich im Kreis.

Ich fuhr heulend nach Hause. Im Kopf diese Zahl 0,44. Mein AMH-Wert schloss die Möglichkeit, auf natürlichem Wege schwanger zu werden, praktisch aus. Wie konnte das sein? Ich war so jung – biologisch gesehen in der Hochphase meiner Fruchtbarkeit. Plötzlich kam da so ein grausamer Wert daher und beraubte mich gefühlt meiner Weiblichkeit. Ich hätte mich verfluchen können: Immer erforsche ich alles so genau, was mit meinem Körper zu tun hat. Diese Angewohnheit hat mich auf meiner Endometriosereise schon oft Nerven gekostet! Und jetzt auch noch das! Herzlichen Glückwunsch, Anna, deine Nachforschungen waren erfolgreich! Danke für nichts!

Diese trotzigen Gedanken habe ich zum Glück mittlerweile nicht mehr. Heute, vier Jahre später, bin ich in gewisser Weise dankbar dafür, dass ich die Chance bekommen habe, mich früh genug mit dem Thema zu beschäftigen. Gerade am Anfang gibt es doch so viele Fragen. Die ersten Termine sind super aufregend und ich kann euch nur den Tipp geben, vorab auch einige bürokratische Dinge abzuklären:

Die Kostenübernahme durch die Krankenkasse zum Beispiel! Der „ganze Spaß" kostet nämlich leider nicht nur Nerven, sondern auch einige Euro. Bei uns war das Erstgespräch kostenlos, jedenfalls hat es die Krankenkasse übernommen. Am besten fragt ihr gleich bei der Terminvereinbarung nach, damit euch keine böse Überraschung erwartet. Denn jede Krankenkasse handhabt das anders. Zusätzlich gibt es Unterschiede zwischen der privaten und der gesetzlichen Krankenkasse und abgesehen davon mischt unser Sozialgesetzbuch noch ordentlich mit in der ganzen Angelegenheit. Und weil da einiges an Papierkram auf euch zukommen wird – und mit Sicherheit auch der ein oder andere Wutanfall –, bekommt ihr im sechsten Kapitel alle relevanten Informationen dazu.

Was wird neben dem AMH-Wert noch genau untersucht? Ich habe es schon kurz angesprochen: die Hormone.

Eine endokrinologische Untersuchung gibt Auskunft über die Hormonproduktion – und ihr werdet sehen oder wisst es schon aus eigener Erfahrung: Während der Kinderwunschbehandlung dreht sich gefühlt eure halbe Welt darum. Eine Hormonstörung kann beispielsweise der Grund für einen unregelmäßigen Zyklus sein. Um ein aussagekräftiges Ergebnis zu bekommen, wird an mehreren Tagen eines Monatszyklus Blut abgenommen. Denn die Östradiol-, Progesteron-, Prolaktin-, Testosteron-, LH- und FSH-Werte verändern sich im Verlauf eines Zyklus. Jedes Hormon hat seine Aufgabe. Östradiol, auch als Östrogen bezeichnet, steigt bei Reifung der Eizellen an. Progesteron gibt in der zweiten Zyklushälfte Auskunft darüber, ob ein Eisprung stattgefunden hat.

Es hat aber noch eine weitere Funktion: Progesteron wandelt die Gebärmutterschleimhaut um, damit der Embryo es sich schön bequem machen kann – es unterstützt somit die Einnistung des Embryos. Prolaktin sorgt zusammen mit anderen Hormonen für die Milchproduktion in der Brustdrüse. Darüber hinaus hemmt Prolaktin in der Schwangerschaft und Stillzeit den Menstruationszyklus, indem es die Ausschüttung verschiedener anderer Hormone verhindert. Folglich muss dieser Wert beobachtet werden – er sollte nicht zu hoch sein. Gleiches gilt für das Testosteron. Gibt es zu viel davon, wirkt sich das negativ auf die Reifung der Eizelle aus.

Über LH und FSH haben wir ja schon gesprochen. Darum hier nur noch mal kurz: FSH bewirkt bei der Frau im Eierstock die Entwicklung der Follikel zum reifen Ei und zum Eisprung. Am ansteigenden LH-Wert erkennen wir, dass wir uns auf die Ovulation zubewegen. Ihr seht, in uns passiert einiges! Ist das nicht total faszinierend? Ich bewundere meinen Körper dafür, auch wenn nicht immer alles so läuft, wie ich es mir wünsche. Er ist zu so vielen kleinen und großen Wundern in der Lage, darauf dürfen wir stolz sein – auch wenn wir manchmal vielleicht eine Hilfestellung geben.

Apropos Hilfestellung: Ich mache mir gern eine Liste mit Stichpunkten oder Fragen vor solchen Terminen, weil ich über all die neuen Informationen, Gedanken – und ja, auch Ängste – hinaus oft vergesse, was ich ansprechen wollte. Im Auto auf dem Heimweg oder abends im Bett fällt mir dann ein: Mist! Aber hey, das ist ganz normal. Uns beschäftigen ja Tausende Dinge am Anfang, wenn man noch auf der Suche nach den Gründen dafür ist, warum es einfach nicht klappen will.

Übrigens, ein Spermiogramm wird ebenfalls im Kinderwunschzentrum oder beim Andrologen erstellt. Die Zeugungsfähigkeit des Mannes muss schließlich auch untersucht werden. Unter dem Mikroskop werden Form, Aktivität und Anzahl der Spermien in Augenschein genommen. Der pH-Wert wird bestimmt und zusätzlich kann auch nach entzündlichen Faktoren gesucht und eine immunologische Untersuchung und Fructosemessung der Spermaflüssigkeit durchgeführt werden.

Doch keine Sorge, meistens „passiert" das nicht gleich beim Erstgespräch. Sicherlich handhabt dies jedes Kinderwunschzentrum anders, aber unabhängig davon, dass man als Paar vielleicht ein wenig Bedenkzeit benötigt, braucht auch der Körper des Mannes etwas Zeit. Zwischen drei bis fünf Tage sollte der Mann keinen Samenerguss haben, bevor er die Spermaprobe für eine Untersuchung abgibt. Wie der Mann das begehrte „Material" ins Becherchen bekommt, brauche ich wohl nicht zu erklären. Was aber vielleicht interessant ist: Die „Aktion" darf auch zu Hause durchgeführt werden. Einmal rein damit und dann ab ins Kinderwunschzentrum! Fragt nicht, was ich schon alles erlebt habe, um das kostbare Gut auf Körpertemperatur zu halten ... Aber gut, es gibt Schlimmeres, als mit einem Becher voll Sperma in der Jackentasche loszudüsen ...

Für die Spermienqualität sind die Schnelligkeit der Samen, deren Menge in der Samenflüssigkeit sowie der pH-Wert entscheidend.

KAPITEL 3

Auf der Suche nach dem Übeltäter

Mögliche Ursachen für Unfruchtbarkeit und Störfaktoren beim Kinderwunsch

Es gibt viele Ursachen, die eine Schwangerschaft erschweren oder gar verhindern können. Hormonelle Störungen, PCO (Polyzystische Ovarien), Endometriose, Krebserkrankungen – die Liste ist vielfältig. Was ich in diesem Kapitel unbedingt noch einmal betonen möchte, ist, dass wir alle individuell sind und es mir nicht darum geht, schwarzzumalen oder Angst zu verbreiten. Vielmehr möchte ich gezielt aufklären und euch einen Überblick über die „gängigsten Ursachen" geben, denn gerade Erkrankungen wie beispielsweise die Endometriose bleiben oftmals jahrelang unentdeckt und werden erst im Zusammenhang mit einem unerfüllten Kinderwunsch erkannt. Die Suche nach dem „Übeltäter" ist emotional und oft anstrengend. Aber keine von uns und kein Paar ist allein damit und ganz sicher schon gar nicht verantwortlich für diese Situation. Ich habe euch in diesem Kapitel einige QR-Codes verlinkt, die euch zu weiteren Infos führen, damit wir den möglichen Ursachen auch über dieses Buch hinaus gerecht werden.

Wird eine Endometriose diagnostiziert – auch unabhängig vom Kinderwunsch –, stolpern die meisten Frauen recht schnell über die Aussage: „Mit Endometriose kann man keine Kinder kriegen." Ganz ehrlich: Ich finde das schrecklich! Damit bekommt man zu einer chronischen Erkrankung gleich noch die nächste Hiobsbotschaft.

Was ist Endometriose eigentlich?

Statistisch gesehen leidet jede zehnte Frau an Endometriose. Die Dunkelziffer ist sicherlich noch viel höher. Endometriose ist eine gutartige, aber chronische Erkrankung, bei der sich gebärmutterschleimhautartiges Gewebe im Bauchraum ansiedelt. Klingt kompliziert, ist es leider auch. Um es vielleicht etwas einfacher zu beschreiben: Endometriose tritt in Form von Tumoren (Herden), Verwachsungen oder auch Zysten auf. Diese können sich nahezu überall ansiedeln. Wirklich gemein, denn die Endometriose macht keinen Halt vor unseren Fortpflanzungsorganen. Ganz im Gegenteil. Sie tritt häufig in oder an der Gebärmutter auf, befällt Eileiter und Eierstöcke, Blase, Darm, Bauchraum und Bauchfell. (In seltenen Fällen sind auch Stellen abseits des Unterleibs betroffen wie zum Beispiel das Zwerchfell oder die Lunge.)

Die meisten Betroffenen tappen zwischen sechs und zehn Jahren im Dunkeln, bis die Erkrankung diagnostiziert wird, denn die Symptome sind vielfältig: Unterleibsbeschwerden während und unabhängig von der Periode, Rückenschmerzen, die häufig in die Beine ausstrahlen, Schmerzen bei gynäkologischen Untersuchungen sowie beim Geschlechtsverkehr, Kopfweh, Blasen- und Darmkrämpfe, häufig in Verbindung mit Verdauungsproblemen und Unverträglichkeiten, Erschöpfungszustände und leider auch Unfruchtbarkeit. Diagnostiziert wird die Krankheit durch eine Bauchspiegelung – also eine Operation unter Vollnarkose mit drei bis vier Schnitten. Das ist eine große Operation und nicht mit einer Magenspiegelung zu verwechseln. Was die Endometriose verursacht, ist bisher leider nicht gänzlich geklärt. Es gibt lediglich unterschiedliche Theorien. Demnach ist es derzeit auch nicht möglich, die Endometriose zu „heilen". Es gibt jedoch verschiedene Therapieformen, um die Symptomatik zu lindern. Allerdings muss man auch dazusagen, dass nicht jede Patientin gleichermaßen auf die möglichen Behandlungsmethoden anspringt. Auf Hormontherapien, wie beispielsweise die Einnahme der Pille im Langzeitzyklus oder ein „künstliches Versetzen in die Wechseljahre", reagiert jede Frau anders.

Im Idealfall werden die Symptome durch den unterdrückten Zyklus gelindert – aber nicht jede Frau nimmt diese Therapien ohne Nebenwirkungen und über viele Jahre gleichbleibend zufriedenstellend an. Gleiches gilt für eine Schmerztherapie: Mit Schmerzmitteln arbeiten die meisten Betroffenen in unterschiedlichem Maße, allerdings kann nach Jahren der Einnahme das Problem entstehen, dass der Körper nicht mehr auf die herkömmlichen Dosen reagiert. Die operative Entfernung der Herde ist ebenfalls eine Maßnahme, die Linderung bringen kann, aber nicht zwangsläufig ein Garant für (dauerhafte) Schmerzfreiheit ist. Es gibt noch viele andere Möglichkeiten – angefangen beim Heilpraktiker und Osteopathen über Physiotherapie und Yoga bis hin zur Umstellung der Ernährung. Wer sich noch ausführlicher zur Endometriose informieren möchte, kann gern einen Blick in mein erstes Buch *In der Regel bin ich stark* werfen. 272 Seiten voll mit Wissen, Tipps und Berichten von anderen Betroffenen sowie von mir. Ich kann euch sagen, die Endometriose ist sehr individuell, und ich habe bereits einen langen Weg hinter mir. Als Jugendliche bin ich mit dem Gedanken „Irgendwas stimmt nicht mit mir" allein herumgelaufen, denn niemand hat mir geglaubt. In der Schule habe ich oft gefehlt, Treffen mit Freunden abgesagt und an Schulsport war schon gar nicht zu denken.

Kommuniziert habe ich meine Probleme lange Zeit als „Bauchschmerzen". Obwohl bereits meine erste Gynäkologin, bei der ich im Alter von dreizehn Jahren war, schon erwähnt hat, dass es da eine Krankheit namens Endometriose gibt, vergingen noch sechs Jahre bis zu meiner Diagnose. Ich habe mich in all den Jahren oft gefragt, ob ich vielleicht völlig bekloppt bin und mir das alles nur einbilde, aber irgendwann war klar: Nein, ich spinne mir nichts zusammen, bin nicht überempfindlich oder zu wehleidig. Mit neunzehn hatte ich meine erste Bauchspiegelung und damit die Diagnose. So bescheuert das klingt: Ich war zunächst erleichtert, meinem Leiden endlich einen Namen geben zu können. Ich hatte zu dem Zeitpunkt halt nicht den blassesten Schimmer, was noch auf mich zukommen würde. Depressionen folgten, zwei Jahre der Verzweiflung. Ich war völlig überfordert. Das klingt jetzt alles wirklich nicht schön, aber ich kann euch heute – mit sehr fröhlicher Stimme – sagen, dass ich mit meiner Endometriose namens Frieda befreundet bin. Ich habe sie akzeptiert, sie in mein Leben integriert, und das, obwohl es nicht immer einfach ist. Eine Reise zu mir selbst war der Schlüssel. Denn mit einer negativen Einstellung kommt man nicht weit. Mir hat es jedenfalls gar nichts gebracht, mich hängen zu lassen – dabei bin ich bloß immer tiefer gerutscht. Aber wie bereits erwähnt, wer die volle Dröhnung will, darf gern ins erste Buch abtauchen. Denn wie ihr merkt, gibt es viel zu erzählen.

Ein kleiner Tipp trotzdem noch: Auf der Seite der Endometriose-Vereinigung Deutschland e.V. findet ihr Kontaktdaten von Spezialisten und zertifizierten Endometriosezentren. Ihr könnt euch kostenfrei beraten lassen, findet viele Informationen und Hilfsangebote.

Doch nicht nur die Endometriose kann Einfluss auf die Fruchtbarkeit einer Frau haben. Wie gesagt, ich kann es nicht oft genug betonen, es gibt ganz viele unterschiedliche und individuelle Gründe, weshalb der Kinderwunsch erschwert ist. Ich möchte natürlich niemanden ausschließen oder zu kurz kommen lassen.

Neben der Endometriose oder anderen Krankheiten leiden viele Frauen unter **PCO**, Polyzystischen Ovarien. Teilweise auch in Kombination mit Endometriose, was doppelt unschön ist. PCO gilt als die häufigste Hormonstörung bei Frauen. Hierbei ist vor allem die Zyklusstörung im Vordergrund, die Periode ist selten und bleibt mitunter aus (auch Amenorrhö genannt), denn ein Eisprung findet nicht statt. Dieser wird natürlich beim Kinderwunsch benötigt und schon hier zeigt sich die Schwierigkeit. Diagnostiziert wird das Polyzystische Ovarsyndrom (PCOS) mittels einer Anamnese, einer körperlichen Untersuchung einschließlich Ultraschall und einer Hormonanalyse im Blut. Ebenso wie die Endometriose bleibt auch das PCOS häufig lange unentdeckt. Zusätzlich zu den Zyklusstörungen können starke Schmerzen während der Periode auftreten. Bei Frauen, die an PCO leiden, sind die Eierstöcke vergrößert. In ihnen befinden sich sehr viele kleine Follikel, teils auch Zysten (Polyzystische Ovarien).

So viele Follikel bei sich zu haben, wird von vielen Frauen als schmerzhaft beschrieben. Was das angeht, kann ich leider nicht mitreden, denn ich gehöre zu der Fraktion mit wenigen Follikeln. Ich bin schon froh, wenn ich einen „brauchbaren" Follikel habe. Viele Follikel, wenige Follikel? Stellt euch mal einen Apfelbaum vor: Die Follikel sind die Äpfel am Baum. Jedes Jahr wachsen und gedeihen neue. Bei den Follikeln in den Eierstöcken geht das alles etwas schneller, denn jeden Monat gibt es eine neue Chance. Mal wächst nur einer, manchmal auch mehrere und bei PCO eben leider sehr viele. Jetzt könnte man meinen, dass dies eine super Eigenschaft des PCO-Syndroms sei, doch das ist nicht so. Die vielen Follikel haben in den meisten Fällen nicht die beste Qualität. Zudem ist auch nicht in jedem Follikel ein Ei garantiert – das erschwert den Kinderwunsch natürlich, aber macht ihn nicht unmöglich.

Was auch noch ein bisschen fies ist beim PCO-Syndrom: Es geht oftmals mit Akne, verstärkter Körperbehaarung und Gewichtsproblemen einher. Im Vergleich zum unerfüllten Kinderwunsch sind diese Probleme vielleicht eher unbedeutend einzustufen, aber trotzdem nicht unerheblich. Sich im eigenen Körper wohlzufühlen, ist immerhin auch ein wichtiges Attribut, um positiv zu bleiben und dem ganzen Thema Sex und Kinderwunsch mit Ausdauer und Zuversicht zu begegnen.

Betroffene Annika E.:
Mein Kinderwunsch begann Ende September 2018. Nach den Flitterwochen beschlossen wir, die Pille abzusetzen. Dann kam leider alles anders als erwartet. Ich bekam furchtbare Darmprobleme, Krämpfe und wehenartige Schmerzen, die immer schlimmer wurden. Da ich die letzten Jahre während der Einnahmepause der Pille schon immer Darmprobleme hatte, dachte ich mir, mein Körper bräuchte nach zwölf Jahren Pilleneinnahme einfach Zeit, bis der ganze Mist raus ist. Es wurde nicht besser. Check beim Hausarzt: Blut, Stuhlprobe, alles unauffällig. Ich war mittlerweile nur noch ein Schatten meiner selbst, hatte 10 Kilo abgenommen und saß bis zu 30-mal am Tag mit dünnflüssigem Stuhlgang auf der Toilette. Teilweise konnte ich es nicht mehr halten. Meine Frauenärztin hat mir eine Überweisung für eine Darmspiegelung ausgestellt. (Zeitnah einen Termin zu bekommen war eine Odyssee und schließlich nur über Beziehungen möglich.)

Resultat der Spiegelung: Nach 5 cm „ging es nicht mehr weiter". Die Ärztin vermutete eine gynäkologische Ursache, zum Beispiel ein Myom, das von außen auf den Darm drückte. Meine Frauenärztin stellte schließlich bei der Ultraschalluntersuchung fest, dass der Darm total aufgebläht war und äußerte den Verdacht auf eine Endometriose. Der Verdacht war schon vor Jahren aufgekommen, verschwand dann aber unter unserem Radar, weil ich die Symptome mit der Pille in den Griff bekommen hatte.

Für eine Bauchspiegelung kam ich dann also ins Endozentrum (zeitnah wieder nur über Beziehungen). Der Ersttermin sollte nur eine Besprechung beziehungsweise Untersuchung sein. Im Ultraschall fiel dann auf, dass meine Situation schon so akut war, dass sie mich direkt stationär aufnahmen. MRT, Rektoskopie und Anästhesieaufklärung folgten im unmittelbaren Anschluss. Ich war fix und fertig mit den Nerven. Laut Aussage der Ärzte stand ich kurz vorm Darmverschluss. Ich bekam einen zentralen Venenkatheter gelegt und wurde die nächsten Tage bis zur OP nur noch intravenös ernährt. Die Endo-OP hat insgesamt acht

Stunden gedauert. Ich wurde von Chirurgie und Gynäkologie zusammen operiert, robotisch assistiert. An zwei Stellen wurde mir ein Teil vom Darm entfernt, neben tiefinfiltrierender Endometriose am Darm hatte ich auch TIE auf dem Blasendach. Außerdem waren die rechte Beckenwand und die Eileiter befallen. Die Scheidenhinterwand war komplett mit dem Darm verwachsen und musste reseziert und neu rekonstruiert werden. Der Gebärmutterhals wurde ebenfalls rekonstruiert.

Ich wachte auf mit einer Magensonde, Stoma, Blasenkatheter, Drainage und dem ZVK. Es war eine wirklich schwere Zeit nach der OP. Man sagte mir, dass ich zwar noch Kinder bekommen könnte, aber ich sollte es aufgrund der Schwere nicht länger als drei Monate auf natürlichem Weg versuchen und frühestens in einem halben Jahr anfangen, wenn alles abgeheilt wäre. Nach sechs Wochen konnte das Stoma zum Glück rückverlegt werden, danach ging ich auf Reha.

Im Juni 2019 setzten wir die Visanne ab und versuchten unser Glück. Die Monate vergingen und es wollte auf natürlichem Weg nicht klappen. Meine Endoärztin hat uns vor dem Absetzen der Pille schon empfohlen, uns im Kiwu-Zentrum vorzustellen und ein Spermiogramm zu machen. Bei meinem Mann ist zum Glück alles in Ordnung. Im Januar 2020 startete die Downregulierung für die erste IVF. Die Behandlung war dann tatsächlich auch nicht so schlimm wie befürchtet und das tägliche Spritzen war kein Problem. Zunächst schlug die Stimulierung leider nicht so gut an, weshalb ich relativ lang (14 Tage) stimulieren musste. Dennoch hatte ich am Ende nur circa vier gute Follikel auf dem Ultraschall. Bei der Punktion waren es dann doch acht Eizellen und ich war total happy. Sechs ließen sich befruchten und zwei sind als Super-Blastos bei mir eingezogen. Tatsächlich haben sich auch beide festgebissen und ich war schwanger mit Zwillingen. Zunächst lief alles gut, aber dann bekam ich irgendwann Schmierblutungen. Nach einigen Wochen verschwanden diese wieder. In der 16. SSW hatte ich plötzlich morgens auf der Toilette ein komisches Gefühl. Nachmittags kam ich mit Blutungen ins Krankenhaus. Mein Muttermund hatte sich geöffnet und eine Fruchtblase lag be-

reits in der Scheide. Ich wurde stationär aufgenommen, musste strikte Bettruhe halten und habe prophylaktisch ein Antibiotikum bekommen. Leider sind meine Entzündungswerte trotz Antibiotikum stetig angestiegen und am 5.6.2020 in der 17. SSW ist die erste Fruchtblase geplatzt. Ich musste meine beiden Jungs auf die Welt bringen.

Es ist das schlimmste Gefühl, das man sich vorstellen kann. Ich hatte mir irgendwo eine Infektion eingefangen und laut Obduktion war diese schon auf die Plazenten übergegangen. Man hätte also nichts mehr tun können. Nun stehen wir wieder am Anfang und starten die Downregulierung für den nächsten Versuch. Ich frage mich ständig, womit ich das verdient habe?! Warum mein Körper eigentlich nix auf die Reihe bekommt?! Als wäre die Endo nicht schon schlimm genug gewesen, jetzt auch noch das obendrauf... Aufgeben ist für uns dennoch keine Option. All die Schicksalsschläge haben meinen Mann und mich noch mehr zusammengeschweißt und irgendwann werden auch wir unser Wunder im Arm halten.

Auch andere hormonelle beziehungsweise immunologische Störungen können den Kinderwunsch beeinflussen. Hashimoto wäre noch so ein Beispiel. Die Autoimmunerkrankung kann mit einer Schilddrüsenunterfunktion einhergehen. Das bedeutet zwar nicht, dass jeder mit einer Hashimotoerkrankung keine Kinder bekommt, allerdings ist in vielen Fällen der Weg dorthin länger oder steiniger. Manchmal gibt es auch bei Hashimoto Zyklusstörungen. Oftmals ist die Libido niedrig und die betroffenen Frauen leiden zusätzlich an Scheidentrockenheit – was den Akt oft nicht zum Lieblingspunkt auf der Agenda macht. Hashimoto ist insofern behandelbar, als dass die damit einhergehenden Symptome, wie beispielsweise Verdauungsstörungen, depressive Verstimmungen oder auch Haut- und Haarprobleme, ganz gut in den Griff zu bekommen sind.

Erfahrung einer Betroffenen mit Hashimoto
Caroline K., 39 Jahre:

Begonnen hat alles im Jahr 2009. Damals wurde eher zufällig festgestellt, dass ich Hashimoto habe, denn Beschwerden hatte ich keine und somit auch keinen Verdacht, an einer Autoimmunerkrankung zu leiden. Mein TSH-Wert lag damals bei 6,08 (Normwert 0,27–4,2), daher wurde ich zu einem Endokrinologen überwiesen.

Was ist der TSH-Wert?
TSH (Thyreoidea-stimulierendes Hormon) auch Thyreotroponin genannt, wird in der Hirnanhangsdrüse (Hypophyse) gebildet. Bei Bedarf wird das Hormon ins Blut abgegeben, um die Hormonproduktion in der Schilddrüse anzuregen. Der TSH-Wert spiegelt also die Funktion der Schilddrüse wider: Höhere Werte werden gemessen, wenn die Hormonproduktion in der Schilddrüse angeregt werden muss, weil die Blutspiegel der Schilddrüsenhormone Thyroxin (T4) und/oder Trijodthyronin (T3) zu niedrig sind.

Beim Endokrinologen wurde ein Ultraschall gemacht, auf dem die Entzündung der Schilddrüse deutlich zu sehen war. Meine Blutwerte wurden untersucht – unter anderem auf TPO-Antikörper (es gibt drei wichtige Arten von Schilddrüsenantikörpern und TPO ist eine davon). Diese waren viel zu hoch, was bedeutete, dass ich eindeutig an einer Hashimoto litt. Von nun an musste ich täglich L-Thyroxin zu mir nehmen (zunächst in Tablettenform, später dann in Tropfenform).

Dabei handelt es sich um ein Schilddrüsenhormon, das unter anderem bei einer Schilddrüsenunterfunktion die fehlenden Hormone ersetzt. Oft muss man etwas herumprobieren, bis man die richtige Dosierung findet. Mein TSH wurde von da an regelmäßig kontrolliert und befand sich immer bei einem Wert um die 1,0 – was sehr gut war und womit ich mich recht gut fühlte. Die weiteren Werte wie FT3 und FT4 waren auch stets zufriedenstellend.

2014 kam das erste Mal der Kinderwunsch auf und mein Mann und ich haben ab Mai nicht mehr (mit Präservativ) verhütet. Bereits im zweiten „Übungszyklus" wurde ich schwanger. Mein Wert lag zu diesem Zeitpunkt bei 1,05. Aufgrund der Hashimoto wurde mein TSH während der Schwangerschaft natürlich engmaschig kontrolliert. Er war stets zufriedenstellend und ich hatte zu keinem Zeitpunkt mit Schwankungen zu kämpfen.

Im März 2015 kam unser Sohn zur Welt und seither habe ich das Gefühl, dass meine Hormone verrücktspielen. Das TSH befand sich in den letzten Jahren nur einmal bei einem Wert von 1,07, ansonsten schwankte es regelmäßig von 0,04 bis 3,44 und das in sehr kurzen Abständen. Wohlgefühlt habe ich mich seit der Geburt auch nicht mehr wirklich, was eventuell an den ständigen Wechseln von Über- und Unterfunktion der Schilddrüse liegt. Die Ärzte waren eher überfordert mit mir: War das TSH zu niedrig, sollte ich die L-Thyroxin-Einnahme verringern, war der Wert zu hoch, hieß es, ich solle doch wieder mehr L-Thyroxin zu mir nehmen.

Geholfen hat es mir nicht, denn die Schwankungen bestehen bis heute. Zudem hieß es immer, sofern der Wert noch „in der Range" ist, dürfte Hashimoto keine Beschwerden machen – dass ich nicht lache. Meine Antikörper sind leider dauerhaft erhöht – immer am obersten Anschlag des Wertes, die im Blutbild noch angezeigt werden (können), d. h. bei >1300,0 (der Normwert liegt bei <60).

2016 kam der Wunsch in uns auf, unserem Sohn ein Geschwisterchen zu schenken, und da es beim ersten Kind ohne Probleme geklappt hatte, hätte ich im Leben nicht daran gedacht, dass wir vier Jahre brauchen würden, um schwanger zu werden. Ab August 2016 haben wir nicht mehr verhütet. Wir verhüten immer mit Kondom und nicht hormonell, weil die Hormone bei mir ohnehin schon verrücktspielen. Je mehr Monate ins Land gingen, desto enttäuschter und verzweifelter wurde ich. Meine Frauenärztin meinte, dass es manchmal locker bis zu einem Jahr dauern kann, bis es mit einer Schwangerschaft klappt. Sollte ich nach einem Jahr immer noch nicht schwanger sein, würde sie mich in eine Kinderwunschklinik überweisen, damit man mich dort mal etwas genauer unter die Lupe nehmen beziehungsweise uns beraten könnte.

So kam es dann auch. Im April 2018 hatten wir den ersten Termin im Kinderwunschzentrum. Nach dem Beratungsgespräch fuhr ich ziemlich enttäuscht nach Hause, denn eine wirkliche Erkenntnis hatte ich nicht, außer dass es verschiedene Möglichkeiten (wie IUI, ICSI etc.) gibt, um eine Schwangerschaft zu unterstützen. Aber das war mir durch eigene Recherche schon alles bekannt.

Blut wurde mir auch abgenommen, jedoch waren es nur drei Werte, wovon nur einer die Hormone betraf, nämlich der TSH-Wert. Dieser lag zu dem Zeitpunkt sogar bei 0,81 und von daher waren die Ärztinnen zufrieden und sind auf die Hashimoto nicht weiter eingegangen, obgleich ich ihnen mitgeteilt habe, dass dies bei mir nichts aussagt, da der Wert seit meiner letzten Schwangerschaft stetig schwankt. Sie hatten mir dann beim nächsten Gespräch verschiedene Möglichkeiten angeboten, um weiter zu prüfen, woran es liegen könnte, wie z.B. die Eileiter durchzuspülen.

Da ich, sofern nicht zwingend notwendig, lieber auf Narkose beziehungsweise Sedierung verzichte, kam diese Untersuchung für mich nicht infrage – ebenso wenig wie eine Bauchspiegelung, für die es zu besagtem Zeitpunkt keinen Anlass gab, da ich keine besonderen Schmerzen oder Ähnliches hatte. Wir entschieden uns schließlich dazu, mit Inseminationen (IUIs) zu beginnen. Anhand des Spermiogramms erfuhren wir auch mehr über die Qualität der Spermien. Unsere Krankenkasse übernimmt acht Inseminationen, welche wir auf jeden Fall nutzen wollten, um zu schauen, ob eine Schwangerschaft mit dieser recht einfachen und harmlosen Methode zustande käme. Durch verschiedene Umstände (mein Mann ist beruflich häufig unterwegs) haben wir nicht jeden Zyklus eine IUI machen können, sondern nur in sehr unregelmäßigen Abständen – zum Teil lagen mehreren Wochen, manchmal sogar Monate dazwischen.

Bis zum Frühjahr 2020 war keine Insemination erfolgreich. Mittlerweile war ich 38 und ein bisschen stresste mich die biologische Uhr schon. Dann kam Corona und mein Mann war während des Lockdowns nicht mehr so häufig abwesend – wir konnten in fünf Zyklen hintereinander eine IUI durchführen und bei der letzten, die die Krankenkasse zahlt und die genehmigt war, wurde ich tatsächlich schwanger.

Somit wussten wir dann auch, dass meine Eileiter durchgängig, nicht verklebt oder entzündet, und die Spermien meines Mannes in der Lage sind, es – mit etwas Hilfe aus dem Labor – zu schaffen. Ich konnte mein Glück kaum fassen und habe es anfangs gar nicht glauben können. In der 6. SSW bin ich das erste Mal ins Kiwu-Zentrum zur Blutabnahme und zum Ultraschall gegangen, bei welchem man leider nur eine leere Fruchthöhle sehen konnte. Die Ärztin meinte, ich solle nicht allzu beunruhigt sein, es könnte sich noch entwickeln. Erst wenn man beim nächsten Ultraschall immer noch nichts sehen könnte, müsste ich mit einem Abgang rechnen.

Ich fiel aus allen Wolken und fuhr heulend nach Hause. Da war ich nach vier Jahren endlich schwanger geworden und dann so etwas?! Warum musste das ausgerechnet mir passieren? Wieso habe ich so ein Pech? Was stimmt mit meinem Körper nicht? Ich habe mir Vorwürfe gemacht und wusste nicht, wie es weitergehen sollte, wenn sich ein sogenanntes „Windei" bestätigen würde.

In der 8. SSW war nach wie vor außer einer Fruchthöhle nichts zu sehen und meine Frauenärztin teilte mir mit, dass ich in den nächsten Tagen mit einem Abgang rechnen müsste, man von einer Ausschabung jedoch Abstand nehmen könnte, weil noch kein Embryo vorhanden sei – immerhin ein kleiner Trost für mich. Fünf Tage nach meinem 39. Geburtstag setze dann die Blutung ein und am selben Abend verlor ich mein „Sternchen" zu Hause auf der Toilette unter starken Schmerzen und unendlich vielen Tränen (die mir jetzt beim Schreiben schon wieder kommen).

Das war also das Ende meiner lang ersehnten zweiten Schwangerschaft, das ich übrigens bis heute nicht verdaut habe. Aber es hilft ja al-

les nichts, man muss versuchen, positiv zu sein und nach vorn zu blicken. Also werde ich ab dieser Woche, im zweiten Zyklus nach der Fehlgeburt, erneut mit den IUIs starten, in der Hoffnung, dass sich eine Schwangerschaft einstellt. Sollte das in den nächsten Monaten nicht der Fall sein, dann werden wir um das volle Programm, also eine ICSI, nicht drumherum kommen – zumal unsere Krankenkasse sie nur bis zu meinem 40. Lebensjahr anteilig übernimmt. Aber die Hoffnung stirbt zuletzt, und da wir es schon mal geschafft haben, hoffe ich, dass wir es auch ein zweites Mal mit etwas Hilfe hinbekommen.

Laut meiner Frauenärztin kann die Hashimoto eine Rolle beim Thema Kinderwunsch und auch beim Thema Fehlgeburt spielen. Zwar haben wir versucht, meine Schilddrüse möglichst gut einzustellen, jedoch gab es trotz Dosisanpassungen immer wieder diese großen Schwankungen, die leider kaum in den Griff zu kriegen waren. Da die Schilddrüse im Körper bekanntermaßen eine große Rolle spielt und auf viele Funktionen Einfluss hat, sind unter anderem auch die weiblichen Hormone betroffen wie beispielsweise das Progesteron.

Mir wurde gesagt, dass ein Mangel eine Einnistung verhindern beziehungsweise eine Fehlgeburt verursachen könne und es darum wichtig wäre, an den entsprechenden Tagen den Wert bestimmen zu lassen, um einen Mangel auszuschließen beziehungsweise diesem entgegenzuwirken (das geht recht einfach über die orale oder vaginale Gabe beispielsweise von Utrogest).

Ich finde, dass die Themen Hashimoto, Gelbkörperschwäche etc. noch viel zu wenig Beachtung beim Thema Kinderwunsch bekommen. Mir wurde oft monatelang kein Blut abgenommen, um diese Werte zu checken. Von daher mein Appell an alle Frauen mit einer Fehlfunktion der Schilddrüse: Lasst euch vor und auch während des Kinderwunschs von einem Endokrinologen und/oder Frauenarzt mit entsprechendem Hintergrund beraten und behandeln und besteht auf eure Werte, um den Körper bestmöglich auf eine Schwangerschaft vorzubereiten bezie-

hungsweise ihn unterstützen zu können. Ich werde dies in den kommenden Wochen tun und das Thema nicht außer Acht lassen, auch wenn es viele Ärzte als nichtig abtun.

Ihr habt es längst gemerkt: Es gibt verschiedene Gründe, die zu einer ungewollten Kinderlosigkeit führen, die uns mitunter Angst machen und das Leben generell beeinträchtigen. In dem Zusammenhang müssen wir auch über **Krebserkrankungen** sprechen. Auch ich bin leider innerhalb meiner Familie schon oft mit Krebs in Berührung gekommen. Ist eine Frau oder auch ein Mann von Krebs betroffen, kann das den Kinderwunsch auf vielerlei Weise beeinträchtigen. Abhängig von der Krebsart, dem Stadium der Therapie und vielen anderen Faktoren, gestaltet sich hier die Situation für jeden Patienten und jedes betroffene Paar höchst individuell. Chemotherapie während einer Schwangerschaft, Erbmaterial und Fortpflanzungsorgane einfrieren „für die Zeit danach", es gibt wohl kaum einen Themenbereich, der so komplex ist.

Wie wir anhand der Betroffenenberichte gelesen haben, ist die Situation selten einfach nur schwarz oder weiß. Das Leben hat viele Schattierungen. So ist die Suche nach dem „Übeltäter" für einen unerfüllten Kinderwunsch nicht immer leicht. Es gibt sicherlich noch mehr Ursachen als die hier dargestellten. Ein Punkt, den ich gern noch ansprechen möchte, der aber häufig erst nach einigen Durchgängen in der Kinderwunschbehandlung untersucht wird, ist die Genetik. Unabhängig von den unterschiedlichsten Erkrankungen, die die Fruchtbarkeit einschränken können, kann diese auch durch eine genetische Störung beeinträchtigt sein. Aber dazu möchte ich euch an der passenden Stelle mehr erzählen, denn auch das habe ich schon durch und ich kann euch verraten: Es war ein sehr spannender und interessanter Termin bei der Humangenetikerin.

Hormonelle Störungen, Krebserkrankungen, Infektionen mit Geschlechtskrankheiten wie beispielsweise Chlamydien betreffen natürlich genauso die **Männer** und damit deren **Fruchtbarkeit.** Ein Androloge wird alle Eventualitäten checken:
- angeborene Fehlbildung wie beispielsweise Hodenhochstand
- Hormonmangel: zu wenig Testosteron, bedingt durch eine Unterfunktion der Hoden (Hypogonadismus), und damit einhergehend oftmals auch eine verminderte Libido
- genetische Anomalien
- Tumorerkrankung (Hodenkrebs, Chemotherapie)
- Operationen (beispielsweise der Prostata)
- Verletzung des Hodens

Betroffener Ufuk, 30 Jahre:
Nachdem wir ein Jahr lang nicht auf natürlichem Wege schwanger geworden sind und meine Frau ihrem Gynäkologen gegenüber erwähnt hatte, dass ich mal eine Nebenhodenentzündung hatte, regte dieser an, ein Spermiogramm machen zu lassen. Im ersten Moment war mir ein bisschen unwohl bei dem Gedanken, aber gleichzeitig interessierte mich die Qualität meiner Spermien. Bis zu dem Termin habe ich mir gar keine weiteren Gedanken gemacht. Erst in der Kiwu-Klinik wurde mir dann klar, dass hier gleich was „passieren" muss, und plötzlich fühlte ich mich irgendwie so beobachtet. Doch mir wurde relativ schnell klar, dass wir ja alle aus demselben Grund hier waren. Das nahm mir die Anspannung. Die Ergebnisse bekam ich zwei Wochen später am Telefon. Ich war aufgeregt, aber die Ärztin war mir sofort sympathisch. Sie erklärte mir, welche Werte bei einem Spermiogramm getestet werden (z.B. Anzahl, Form, Beweglichkeit) und wo die Normwerte liegen. Dabei fiel auf, dass die Anzahl meiner Spermien unter dem Durchschnitt lag und nicht genug von ihnen eine „normale" Form hatten. In dem Au-

genblick kam mir zum ersten Mal der Gedanke, dass ich anscheinend der Grund dafür bin, dass meine Frau noch nicht schwanger war. Laut Ärztin war die Wahrscheinlichkeit für uns, auf natürlichem Wege ein Kind zu bekommen, eher gering, aber sie sagte auch, ich wäre dennoch fruchtbar. Das war der wichtige Satz für mich, denn das bedeutet: Meine Frau kann trotz allem von mir schwanger werden, nur eben mit etwas Hilfe. Am Ende des Gesprächs war ich sehr zuversichtlich. Meine Frau fasste alles sehr gut auf. Ich hätte auch Verständnis dafür gehabt, wenn sie einer künstlichen Befruchtung gegenüber nicht so offen gewesen wäre. Doch für sie war das quasi der Startschuss. Allerdings wusste ich: Sie hasst Nadeln. Ich sprach ihr Mut zu und sie war tapfer. Wir sahen einen Weg und den wollten wir jetzt unbedingt gemeinsam gehen. Überhaupt haben wir von Anfang an alles gemeinsam gemacht – uns gegenseitig zu den Terminen begleitet und immer wieder Mut gegeben. Manchmal auch ganz ohne Worte. Einfach zu wissen, dass der andere draußen sitzt, war schön.

Nach einem weiteren Spermiogramm für mich und Bluttests sowie einer gynäkologischen Untersuchung meiner Frau erklärte uns die Ärztin, wie die ICSI verlaufen würde. Dabei wurde mir erst so richtig klar, dass meine Frau diejenige ist, die die meisten Strapazen ertragen muss, obwohl ich der Grund bin, weshalb wir Hilfe brauchen. Das war einer der wenigen Momente, in dem es mir nicht so gut ging. Aber meine Frau wirkte so glücklich, dass wir unseren Kinderwunsch angehen können, dass ich mir sicher war, wir schaffen das.

Nun stand noch ein Krankenkassenwechsel vor uns. Dadurch dass wir verheiratet sind, werden 50 Prozent der Kosten übernommen. Wechselt meine Frau zudem zu meiner Krankenkasse, würde diese sogar die vollen Kosten tragen. Mir ist bewusst, dass eine künstliche Befruchtung keine Garantie ist. Auch wenn der Wunsch nach einem Baby groß ist, möchte ich mein Lebensglück nicht davon abhängig machen, ob ich Kinder haben werde oder nicht. Ich bin schon dafür dankbar, dass wir uns haben – wir sind noch stärker zusammengewachsen.

Unerfüllter Kinderwunsch muss kein Tabuthema sein. Schämt euch nicht, darüber zu reden. Egal, wer der Ausschlaggebende für den unerfüllten Kinderwunsch ist, ihr seid damit nicht allein. Es betrifft so viele Paare und heutzutage gibt es viele Möglichkeiten, euch zu helfen. Wir können voller Glück sagen, dass wir bis jetzt nur auf offene und vor allem interessierte Ohren gestoßen sind.

Viele Ursachen und auch Krankheiten haben wir nun angesprochen, die den Kinderwunsch erschweren können. Eines jedoch darf man nicht vergessen: Nicht immer lässt sich ein handfester Grund finden, sodass viele Frauen auch nach langer Ursachenforschung weiterhin in Ungewissheit leben müssen. Natürlich kann man sich auf der einen Seite glücklich schätzen, keine Krankheit zu haben, dennoch bleibt es für viele Frauen ein belastendes Gefühl, nie den Grund ihrer Kinderlosigkeit zu erfahren.

Betroffene Samantha P.:
Ich habe Bluttests gemacht und hatte viele Ultraschalluntersuchungen. Es wurde aber nichts gefunden. Das Einzige, was ich weiß, ist, dass ich keinen Eisprung habe. Wieso, ist aber nicht bekannt. Im nächsten Zyklus beginne ich mit einem Hormonpräparat (Clomifen) und schaue, ob das hilft. Das Schlimmste für mich bei der ganzen Sache ist die ständige Fragerei nach dem Kinderkriegen. Dadurch werde ich permanent daran erinnert, dass ich vielleicht für immer unfruchtbar sein könnte. Ich fühle mich doch ohnehin schon so schlecht meinem Partner und meiner Familie gegenüber – als würde ich sie enttäuschen. Der Druck von außen, aber auch von mir selbst, ist immens.

KAPITEL 4

Schockdiagnose Second Level – alles komplizierter als gedacht!

Wie gehe ich mit dem Thema Unfruchtbarkeit um?

Zuerst war's ein Schlag in die Fresse – anders kann ich's nicht sagen. Ein Gefühl wie aufwachen im falschen Film, in einem anderen Leben, nicht meinem. So ziemlich alle meine Gedanken haben sich in kürzester Zeit verändert. Nacht für Nacht plagten mich Albträume, in denen ich mein Kind verlor oder vergeblich versuchte, schwanger zu werden. In mir schlummerten riesige Ängste und ich konnte sie nicht abstellen. Überall sah ich nur noch schwangere und glückliche Frauen mit Babys. Natürlich ist mir das zu dem Zeitpunkt nur so extrem vorgekommen, weil ich verstärkt darauf geachtet habe. Ich fragte mich oft, wieso mir das passieren muss?! Reicht die Endometriose nicht schon aus? Obendrauf nun auch noch Unfruchtbarkeit? Ziehe ich die Scheiße an wie ein Magnet? Ein gutes Jahr lang habe ich mich ganz schön hängen lassen – von wegen Positivity und so. Eigentlich bin ich ja immer ganz vorn mit dabei, wenn es darum geht, Zuversicht zu predigen, aber ich war einfach nur noch traurig und teilweise auch trotzig. Es fiel mir schwer, anderen zuzuhören, die über Schwangerschaft und Kinderplanung sprachen. Selbst im rappelvollen Wartezimmer des Kinderwunschzentrums und unter Gleichgesinnten habe ich mich bei jedem Termin unendlich einsam und verloren gefühlt. Theoretisch war ich natürlich nie allein mit dem Thema, doch „draußen", im normalen Alltag, spricht kaum jemand darüber. Ich selbst brauchte ja fast zwei Jahre, bis ich (öffentlich) darüber reden konnte. Dabei tut der Austausch mit anderen so gut. Die Fakten ändern sich durch Gespräche zwar nicht, aber für die Psyche ist es schon tröstlich, dass man nicht alleine mit diesem Schicksal dasteht.

Und wie geht man jetzt am besten mit der Trauer beziehungsweise der Verzweiflung um?

Tja, wenn es ein Patentrezept gäbe, glaubt mir, ich würde es euch sofort verraten. Ähnlich wie bei richtig fiesem Liebeskummer hilft Schokoladeneis hier auch nicht, so viel kann ich schon mal sagen. Und wenn ihr mich fragt, Liebeskummer ist im Vergleich nur halb so schlimm … Also, was tun wir? Ich möchte auf keinen Fall Negativität versprühen, das ist klar, aber auch nichts schönreden. Wenn sich ein sehnlicher Wunsch, wie ein Kind zu bekommen, nicht erfüllt oder nur sehr schwer, dann ist das schmerzhaft. Es ist traurig und wir dürfen auch traurig sein. Wir dürfen sauer sein, stinksauer sogar – alle Gefühle haben ihre Berechtigung. Wir sind schließlich Menschen und keine Roboter. Es ist einfach ein Fakt: In manchen Lebensphasen scheint uns nun mal nicht sekündlich die Sonne aus dem Allerwertesten, und dann zwinge ich mich auch nicht dazu, rund um die Uhr alles wegzulächeln. Mich hat es eine Zeit lang echt fertiggemacht, wenn zu dem Gedanken, vielleicht nie mein eigenes Kind auszutragen, auch noch so viele andere Themen obendrauf kamen. Ich habe mich plötzlich nicht mehr als vollwertige Frau gefühlt aufgrund meiner neuen Diagnose – der primären Sterilität. Der Großteil unserer Gesellschaft hat nun mal diese Mutter-Vater-Kind-Lebensplanung und irgendwie hat man schnell das Gefühl, man erfülle nur unzureichend die Erwartungen anderer, wenn man keine Kinder auf die Welt bringt. Natürlich bin ich nicht weniger Frau, wenn ich keine Kinder bekomme. Mein Verstand weiß das und hat das immer gewusst. Trotzdem habe auch ich besonders sensible Phasen, in denen mich solche Gedanken verfolgen – beispielsweise, wenn ich mich gesundheitlich nicht fit fühle, meistens wegen der Endometriose, oder irgendein niederschmetterndes Untersuchungsergebnis hinzukommt. Das ist normal. Mit einer neuen Diagnose muss man erst mal wieder zurechtkommen. Ich versuche immer, mir Zeit zu geben, um mich mit der Situation anzufreunden, egal, um was es geht. Dann finde ich meistens einen Weg, damit umzugehen. Aus diesen emotionalen und gedanklichen Tiefs weiß ich mich mittlerweile ganz gut herauszuholen. Denn den größten Druck machen wir uns ja oft selbst.

Seid sanft zu euch! Wir sind auf keinen Fall weniger Frau, bloß weil es bei uns schwieriger ist und nicht sofort oder im Worst Case gar nicht klappt. Ich weiß, es ist nicht leicht, ich denke auch nicht gern daran! Doch so oder so: Wir sind tolle Frauen und haben unglaublich viel Stärke, denn wir halten das alles aus. Wir entwickeln uns weiter, auch im Umgang mit Enttäuschung, Schmerz und Trauer. Die Gedanken, die jede Einzelne dazu hat, sind erlaubt, sie lassen sich ohnehin nicht einfach löschen. Und wenn ihr mal wieder ein Tief habt, dann erinnert euch einfach an diese Zeilen. Gebt sie anderen Betroffenen, vielleicht eurer Freundin, vielleicht eurem Partner. Ich denke, für Männer ist dieses Thema genauso wichtig wie für uns. Ist der Mann der sogenannte „Verursacher", dann könnte er eventuell für eine Zeit in seinem Ego gekränkt sein. Keine Partnerin wird ihren Mann beziehungsweise Freund deshalb weniger männlich finden. Aber das eigene Empfinden ist ja immer etwas ganz anderes.

Betroffener, männlich:
Wenn man sich nicht mit dem Thema auseinandersetzt und keinerlei Vorwissen besitzt, ist die Diagnose recht schockierend. Für meine Frau war sie eigentlich schlimmer als für mich. Nach intensiven Recherchen machte ihr die Behandlung doch große Angst. Ich bin da eher pragma-

tisch rangegangen. Wir leben im Jahr 2020 und haben Gott sei Dank die Möglichkeit, mit technologischen Mitteln und medizinischer Hilfe Kinder zu bekommen. Natürlich hatte ich Angst, dass der Arzt mir sagen würde, ich könnte selbst unter medizinischer Aufsicht keine Kinder zeugen, weil meine Spermienqualität auch dafür zu schlecht sei. Das war aber zum Glück nicht der Fall. Das Gespräch mit dem Facharzt hat mir überhaupt sehr geholfen, weil ich mich selbstverständlich gefragt habe, warum gerade ich? Ich ernähre mich bewusst, lebe gesund. Vom Arzt zu hören, dass sehr viele Männer betroffen sind, half mir dabei, die Diagnose zu verkraften. Wir sind nicht alleine und künstliche Befruchtungen sind keine Seltenheit.

Wir haben unser Schweigen im engen Familien- und Freundeskreis schnell gebrochen. Das empfand ich sehr befreiend. Es hat sich auch herausgestellt, dass andere gute Freunde nach einem unerfüllten Kinderwunsch eine künstliche Befruchtung gemacht haben und diese beim ersten Versuch gelungen ist. Das macht Mut und es tat uns beiden unheimlich gut, darüber reden zu können. Mir, wie auch vielen anderen Männern, fällt es schon schwer, offen mit dem Thema umzugehen. Wir müssen uns dumme Sprüche (beispielsweise von Mannschaftskollegen) anhören. Das Highlight war wohl: „Kriegst du es nicht auf die Reihe? Soll ich mal bei deiner Frau vorbeischauen?" Das ist dann wohl kaum der Moment, sich zu offenbaren, obwohl es dem Sprücheklopfer wahrscheinlich die Sprache verschlagen würde. Aber wenn wir ehrlich sind, unsensiblen Personen möchte man so ein intimes Thema auch nicht unbedingt anvertrauen. Mittlerweile haben wir die erste erfolgreiche ICSI hinter uns und können das alles noch gar nicht fassen. Der Moment, als die ersten Blutbilder die Schwangerschaft bestätigt haben, ist unvergesslich. Was die Behandlung betrifft, kann ich sagen, dass ich die ICSI sehr unkompliziert empfand, da ich mich gut informiert fühlte und meine Frau und ich uns bei allem gegenseitig unterstützen. Daher rate ich jedem Paar, nicht in Panik zu verfallen und nach vorn zu schauen. Unsere zuversichtliche Einstellung hat uns immer sehr geholfen.

Den eigenen Wert schätzen (lernen)

Wenn wir schon vom inneren Mantra sprechen: Wie schätzen wir uns denn jetzt selbst? Erst einmal ist es wichtig, zu erwähnen: Wir dürfen uns selbst wertschätzen. Das klingt vielleicht einfach, ist es aber für viele Menschen gar nicht! Sätze wie „Eigenlob stinkt!" und Ähnliches haben leider über Generationen unser Denk- und Verhaltensmuster geprägt. Höchste Zeit, solche Glaubenssätze abzuschütteln. Wer seine eigenen Stärken sieht, ist nicht eingebildet! Wir sind toll und wir sind vor allem stark! Das dürfen wir uns ruhig häufiger sagen! Mir fällt es auch nicht immer leicht, aber dafür habe ich einen tollen Tipp: Post-its! Die kleinen klebenden Notizzettel verschönern schon eine ganze Weile als Selbstliebe-Reminder unsere Wohnung und ich kann euch sagen: Sie helfen mir! Eines meiner Lieblingsmantras, das ich euch gern mitgeben möchte, stammt von Rupi Kaur. Sie sagt sinngemäß: „So wie du dir selbst begegnest, zeigst du auch den anderen, wie sie dir begegnen sollen."

Überhaupt spielen Begriffe – und ob diese für uns negativ oder positiv belegt sind – eine wichtige Rolle für die Selbstwahrnehmung. Das hat mir der Kinderwunschpsychologe Prof. Dr. Wischmann beigebracht. Bei meinem ersten Termin haben wir gleich etwas ganz Wesentliches vorgenommen: Wir haben Perspektiven getauscht. Das bedeutet, ich durfte seinen Blickwinkel auf mich einnehmen – und dieser war natürlich viel wertfreier. Nach den Sitzungen mit ihm konnte ich viele Dinge realistischer betrachten, zum Beispiel, dass ich eben nicht weniger Frau bin, nur weil meine „Eier" nicht mitspielen, wie sie sollen. Ich habe angefangen, mehr auf mich zu achten, und mein Mindset stark verändert. Darauf gehen wir später noch genauer ein. In diesem Kapitel möchte ich mich erst mal einigen Begriffen zuwenden, die wir eventuell neu belegen können, wie beispielsweise „ungewollte Kinderlosigkeit" im Vergleich zu „Unfruchtbarkeit".

Unfruchtbarkeit heißt medizinisch „Sterilität", was so endgültig klingt. „Fruchtbarkeitsstörungen" ist der bessere Begriff, da es sich in den meisten Fällen um eine vorübergehende Situation handelt, die nicht zwangsläufig ausweglos ist.

Geteiltes Leid ist halbes Leid – Hashtags auf Instagram

Denkt daran: Wir sind alle nicht allein mit unseren Sorgen und Ängsten. Gerade im Social-Media-Bereich gibt es mehr zum Thema Kinderwunsch als manch einer vielleicht denkt. Viele Hashtags führen zu tollen Profilen mit wertvollen Erfahrungsberichten und schönen Bildern. Dazu benötigt ihr eigentlich nicht einmal einen Instagram-Account, und natürlich seid ihr auch nicht verpflichtet, (öffentlich) über eure eigenen Erlebnisse zu sprechen. Ihr könnt auch einfach nur Erfahrungen anderer mitlesen oder für euch interessante Nutzer privat per Nachricht kontaktieren. Manchmal führt eine Frage zur nächsten und schnell wird klar: Gegenseitiger Austausch kann super hilfreich sein. Gleichgesinnte kennenzulernen tut einfach gut und vor allem zeigt sich bei all den interessanten und so vielfältigen Erfahrungen wieder ganz klar: Wir sind alle individuell mit unseren persönlichen Bedürfnissen und unserer Situation.

#kiwumädels, #kiwu2020 (immer das aktuelle Jahr einsetzen), #kinderwunsch, #kinderwunschbehandlung, #kiwuverbindet

KAPITEL 5

IUI, IVF & ICSI – Wtf?

Kinderwunschbehandlungen im Überblick

Jetzt geht's ans Eingemachte! Reden wir endlich über die Kinderwunschbehandlungen. Ich gebe mein Bestes, alles so verständlich wie nur möglich zu erklären. Wer sich schon mit dem Thema beschäftigt hat, weiß: Am Anfang klingen manche Sachen erst mal ganz schön kompliziert. Und wer sich bisher vielleicht noch nicht so tief eingelesen hat: Keine Panik! Ich hatte auch tausend Fragezeichen, als meine Kinderwunschreise begann ...

Wie alles begann ...

Ich habe es ja schon öfter angesprochen: Meine Babyplanung startete nicht wirklich wie eine Planung und war eher untypisch. Mit 21 Jahren bekam ich mehr oder weniger aus dem Nichts die Info: „Die Qualität Ihrer Eizellen entspricht der einer Frau nach der Menopause. Wenn Sie auch nur die leiseste Chance auf ein leibliches Kind haben möchten, dann jetzt oder nie!" Schon während dieses Gesprächs war von künstlicher Befruchtung die Rede – so „schlecht" waren die Voraussetzungen. Mein Freund Sargis und ich waren total überfordert. Beide super jung und auf einmal hieß es: Kind bekommen – jetzt oder vielleicht niemals?! Über ein Jahr lang haben wir uns Gedanken gemacht, auch mit meiner behandelnden Endometrioseärztin Frau Prof. Dr. Mechsner gesprochen und uns dann dazu entschieden, meine Eizellen erst einmal einfrieren zu lassen, um uns Zeit zu verschaffen. Doch irgendwie saß mir der Zeitdruck trotzdem ständig im Nacken und so bin ich quasi „vom Informieren" Hals über Kopf in die erste Hormonbehandlung geraten. Damals wohnten wir noch in Regensburg, weshalb ich meine Kinderwunschbehandlung dort im Kiwu-Zentrum begann – diese startet übrigens mit Beginn der Regelblutung. Ich wurde standardmäßig durchgecheckt: Hormonkontrolle per Blutabnahme, innerer Ultraschall, um beispielsweise Zysten auszuschließen. Meine Ärztin hat sich in meinem Fall für eine Stimulation mit Pergoveris® entschieden. Das Präparat unterstützt die Reifung der Follikel. Sie empfahl mir, wegen meines niedrigen AMH-Werts gleich mit 300 Einheiten anzufangen und mir eine Hälfte am Morgen und eine am Abend – immer zur selben Uhrzeit – zu spritzen, damit der Körper die Hormone nicht so schnell und auf einmal abbaut. Ich bin echt kein Fan von Nadeln und war nicht begeistert, mir den Injektionspen selbst in den Bauch zu jagen. Ich schaffte es nur, indem ich mir immer einredete, dass ich es für uns und unser mögliches Baby tat. Dieser Gedanke trug mich durch die gesamte Stimulationsphase, durch die Übelkeit, den Schwindel und alles, was nach und nach dazukam – permanent war ich todmüde.

Nach fünf Tagen hatte ich den ersten Kontrolltermin, um zu checken, ob mein Körper die Hormone annahm und die Follikel gewachsen waren. Die Ergebnisse waren nicht, was wir uns gewünscht hatten, und ich musste mit der Medikation auf die Höchstdosis gehen – 450 i. E. Ich war geschockt. Der einzige tröstliche Gedanke war, dass mein Körper die Hormone nicht komplett verweigerte. Durch die erhöhte Dosis wurden auch die Nebenwirkungen noch mal verstärkt. Mir ging es richtig schlecht – körperlich wie psychisch –, ich konnte nicht arbeiten, nicht mal einkaufen gehen, gar nichts. Bei der nächsten Kontrolle sahen wir schon einen kleinen Fortschritt, und weil bald mein Eisprung anstand, bekam ich ein Präparat gespritzt, das meinen Eisprung verhinderte. Schließlich wollten wir die Follikel ja vor dem Eisprung entnehmen und einfrieren. Die bevorstehende Eizellentnahme machte mich verrückt. Was, wenn die Follikel nicht richtig reifen? Wie viele Eizellen bekommen wir wohl? Nachts hatte ich schon Albträume davon, und wie sich herausstellte, lag ich mit meinem Gefühl nicht ganz falsch. Meine Follikel wollten einfach nicht wachsen. Diese Tatsache zog einen riesigen Rattenschwanz nach sich: Wir mussten den ersten Punktionstermin verschieben, was zur Folge hatte, dass Sargis beim Ersatztermin nicht dabei sein konnte. Er ist Profifußballer und an Trainings- und Spieltagen ist nichts zu rütteln. Für mich war das die totale Katastrophe. On top noch die Nebenwirkungen, ich war echt bedient! Mir war 24/7 speiübel. 36 Stunden vor der Punktion musste ich mir dann die hCG-Spritze geben, durch die der unterdrückte Eisprung nun ausgelöst werden sollte. Ich sage euch, ich war so am Ende, dass ich es nicht mal hinbekommen habe, das Präparat zusammenzumischen – das hat Sargis dann gemacht.

Die Punktion fand im Kinderwunschzentrum statt. Ich war echt ein nervliches Wrack. Im Vorfeld hatte ich mich für eine Vollnarkose entschieden, allein schon wegen meiner Endometriose. Jede frauenärztliche Untersuchung ist für mich ja ohnehin der blanke Horrortrip, daher war es für mich ausgeschlossen, dass ich mir bei vollem Bewusstsein eine Nadel durch die Scheidenwand stechen lassen würde. Ich betete für brauchbare Eizellen. Der gesamte Eingriff dauerte nur knappe 15 Minuten, doch ich brauchte noch eine Weile, um richtig zu mir zu kommen. Ich hatte höllische Schmerzen, und weil ich durch die Endometriose quasi schon einen Gewöhnungseffekt an Ibuprofen habe, bekam ich ein Opiat gespritzt, das mich erst mal ausknockte.

In der Besprechung mit meiner Ärztin war ich immer noch total benebelt, aber überglücklich, dass ich wenigstens eine reife Eizelle hatte – für mich war das ein Erfolg, denn ich hatte insgesamt nur vier Eizellen. Die ungetrübte Freude hielt allerdings nicht lang an, denn in den nächsten zwei Tagen bekam ich höllische Schmerzen im gesamten Bauchbereich. Im Kinderwunschzentrum stellte die Ärztin schließlich fest, dass sich durch die Hormonüberstimulation Flüssigkeit in meinem Bauchraum angesammelt hatte und diese die Schmerzen verursachte. Meine Ärztin verordnete mir strikte Ruhe, drei bis vier Liter Wasser am Tag zu trinken und mich etwas zu bewegen, damit die Flüssigkeit aus meinem Körper wich. Das Makabre an der Sache, durch den Blähbauch sah ich aus wie im dritten Monat schwanger ...

Ich gab mein Bestes, mich zu schonen, damit ich schnell wieder auf die Beine kam. Aber selbst als ich mich körperlich langsam erholte, in meinem Kopf blieb die stetige Unruhe. Wir brauchten unbedingt mehr Eizellen! Der Gedanke an einen weiteren Sammelzyklus war der reinste Graus. Alles noch mal durchmachen! Die Nebenwirkungen, die Punktion, den Terror im Kopf und den elendigen Bürokratiekrempel. Von meinem Antrag auf Kostenübernahme, den ich in der Zwischenzeit beim Medizinischen Dienst eingereicht hatte, hatte ich gefühlt seit tausend Jahren nichts mehr gehört. Bis dato hatte mich die ganze Nummer rund 5.800 Euro gekostet und es machte mich traurig, wenn ich daran dachte, wie es wohl Betroffenen erging, die sich das gar nicht leisten konnten. Mein Gedankenkarussell drehte sich mal wieder, bis mir schwindelig war.

Und auch mein Zyklus ließ auf sich warten ... Als ich endlich meine Tage bekam, stellte die Ärztin beim inneren Ultraschall eine Follikelzyste am Eierstock fest. Großartig! Das verschleppte die ganze Prozedur um weitere drei Tage. Dann war die Zyste zum Glück von allein verschwunden und wir konnten mit der Behandlung beginnen. Diesmal fingen wir direkt mit 450 Einheiten an. Ich freute mich jetzt schon auf die Nebenwirkungen ... nicht! Ich wollte es alles einfach nur hinter mich bringen, koste es, was es wolle! Hauptsache den Eizellen ging es gut! Nach vier Tagen Hormoncocktail – der mir dieses Mal übrigens viel besser bekam – stellte sich beim ersten Kontrolltermin heraus, dass die Follikel schon richtig groß waren, somit sollte ich von nun an die Medikation auf 300 i. E. reduzieren. Noch beim selben Termin bekam ich auch das Rezept für die Eisprungverhinderungsspritze. Ich sollte sie sogar zweimal injizieren, weil meine Hormonwerte bereits so hoch waren.

Von da an überschlugen sich die Ereignisse. Sargis und ich hatten den Entschluss gefasst, eine Eizelle vor dem Einfrieren mit seinem Sperma befruchten zu lassen. Dazu hatte uns die Ärztin geraten. Auf diese Weise lässt sich vorab feststellen, ob die Eizellen das Sperma überhaupt annehmen. Also standen auch für Sargis einige Untersuchungen an. Er bekam Blut abgenommen und sein Erbgut wurde gecheckt.

Früher als errechnet und in kürzester Zeit war einer meiner Follikel schon 18 Millimeter groß und ich sah eine vorgezogene Punktion auf mich zukommen. Wieder einmal lag mein Bauchgefühl richtig – nur zwei Tage später bekam ich die Hiobsbotschaft: Punktion am Samstag. Tschüss freies Wochenende für das OP-Team des Kiwu-Zentrums! Ich fühlte mich wie die absolute Obernervensäge. Hinzu kam, wie hätte es auch anders sein können: Sargis hatte ein Fußballspiel – die Schattenseiten des Traumberufs ... Doch wenigstens konnte er für die Dauer des Eingriffs mitkommen. Anschließend sprang er aus dem OP direkt in den Mannschaftsbus. Bis zum Montag betete ich quasi ununterbrochen, dass mindestens zwei reife Eizellen dabei waren – damit eine davon solo und eine befruchtet in den „Gefrierschrank" wandern könnten. Noch nie kam mir ein Wochenende so lang vor ...

Und dann? Wieder nur eine reife Eizelle. Diesmal kein innerer Freudensprung, denn für „unser Ei" hätten wir eben zwei reife Eizellen gebraucht. Der Einzelgänger blieb unbefruchtet – so hatten wir vorab entschieden. Unsere Enttäuschung war riesig. In Gedanken hatten wir schon ein wenig mit dem „Vorstadium" der Familienplanung gespielt. So langsam verließ mich die Geduld. Was zum Teufel war denn da los? Meine Hormonwerte waren jedes Mal perfekt, genau wie die Größe der Follikel. Wenn wir nicht noch ein Wunder erlebten, würde es unzumutbar werden, 15 Eizellen zu sammeln – körperlich, emotional und auch finanziell. Meine Kostenübernahme war nämlich mittlerweile trotz Einspruch abgelehnt worden. Der Medizinische Dienst sah „keine Notwendigkeit in der Behandlung, denn sowohl die Endometriose als auch der AMH-Wert könnten sich bis zum Zeitpunkt des Kinderwunsches noch verbessern." Wow ... Das musste man sich auch erst einmal trauen – einer Patientin mit chronischer Erkrankung sagen: „Die kann ja noch weggehen!" Oder hat da jemand etwa keine Ahnung, wovon er spricht? Nun ja ...

Offenbar musste ich erst noch im Lotto gewinnen, um für 75.000 Euro Eizellen zu sammeln, wenn sich der Prozess weiterhin so mühsam gestaltete. Ach nee, Moment! Eine Möglichkeit hätte ich ja noch laut Krankenkasse und Gesetz: jetzt sofort schwanger zu werden! Ironie an! Am liebsten hätte ich die Krankenkasse dafür verklagt, dass deren bescheuerte Regelungen mir vorschreiben wollten, wann ich ein Baby kriegen sollte, aber Sargis und meine Mutter befürchteten, ich würde dem Psychoterror akut nicht standhalten, und auch der Anwalt, den ich kontaktierte und der auf Kinderwunschrecht spezialisiert war, riet mir von einem Prozess mit dem Krankenkassenriesen ab. Zugegeben, das verlorene Geld wäre viel besser in eine Behandlung investiert. Immerhin hatte ich schon so viel über mich ergehen lassen.

Meine Gedanken drehten sich mal wieder: Erhöhen wir unsere Chancen, wenn wir auf die Kryokonservierung verzichten? Gibt es noch andere Herangehensweisen in der Behandlung, die mir zu mehr reifen Eizellen verhelfen? Bisher hatte ich immer direkt mit Pergoveris® gestartet, um die Eizellenreifung anzuregen. Eine andere Möglichkeit ist, mit GnRH-Agonisten zu beginnen. Dabei wird – ganz salopp erklärt – der Hormonhaushalt so weit heruntergefahren, dass er auf dem Stand einer Frau in den Wechseljahren ist. Anschließend wird er in der Stimulationsphase der Kinderwunschbehandlung wieder aufgebaut. Für meinen dritten Sammelzyklus entschieden wir uns für diese Methode.

Dieser Behandlungsverlauf (auch Protokoll genannt) dauerte um einiges länger als die beiden davor. Um meinen Hormonhaushalt zu resetten, bekam ich eine Spritze mit einmonatiger Depotwirkung. Alternativ hätte ich über mehrere Wochen ein Nasenspray verwenden können – aber wieso die schmerzfreie Variante wählen, wenn man sich stattdessen die dickste Nadel ever geradewegs in den Pomuskel jagen lassen kann? Schrei! Und genauso dicke kam es auch bei den Nebenwirkungen: Übelkeit, Schwindel, Kopfschmerzen, Müdigkeit, depressive Verstimmung, meine Brüste spannten und ich hatte heftige Wassereinlagerungen. Um die Symptome der Downregulierung etwas zu mildern, bekam ich begleitend die sogenannte Add-Back-Therapie. Dafür musste ich ein Präparat namens Lenzetto® als Spray auf die Haut auftragen. So recht trauen wollte ich der Sache zwar nicht – Hormonbombe aus Monsternadel versus zaghafte Sprühstöße, doch tatsächlich: Kopfschmerzen und Müdigkeit ließen nach und meine Brüste spannten nicht mehr. Ich war guter Dinge: Dieses Mal wird alles besser!

Schließlich probierten wir einen neuen Ansatz. Damit meine Eizellen nicht wieder einen Sprint hinlegten, fingen wir mit 300 Einheiten an. Mein Hormonhaushalt musste sich ja erst wieder aufbauen. Demnach tat sich an den Follikeln zunächst nicht so viel. Nach vier Tagen setzten allmählich die Nebenwirkungen ein und glichen dieses Mal leider wieder dem ersten Sammelzyklus – heftig und langwierig. Mein Bauch schimmerte in sämtlichen Grün- und Blautönen vom vielen Spritzen und ich verbrachte gefühlt mein halbes Leben im Kinderwunschzentrum.

Auch Sargis war noch nicht vom Haken – ein weiteres Spermiogramm musste her zur Kontrolle. Die Termine, bei denen er dabei war, ertrug ich besser, er gab mir Kraft. Schmerzen bei den Untersuchungen, alle zwei Tage Blutabnehmen, 13 Tage Stimulation – mein Körper und meine Psyche waren ausgezehrt. Zu Hause quollen die Mülleimer über von leeren Medikamentenkartons und Spritzenhülsen. Es fiel mir schwer, einen normalen Alltag zu leben, Jobs anzunehmen und dafür ständig zu reisen. Die Eisprungauslösespritze im dritten Sammelzyklus musste ich mir auf der Flughafentoilette reinjagen. Das war alles ziemlich stressig. Am Morgen war ich dann gleich die Erste in der Praxis. Sargis konnte dieses Mal die ganze Zeit bei mir bleiben, und so fertig wie ich war, empfand ich es als reinsten Segen, als die Narkose mich ins Jenseits beförderte.

Nach dem Aufwachen hatte ich wieder extreme Schmerzen und es ging nichts ohne „den richtig harten Stoff". Mein einziger Trost waren Sargis Anwesenheit und die Hoffnung auf positive Laborergebnisse. Meine Werte waren optimal zur Entnahme und ich hatte ganze acht Follikel – der absolute Wahnsinn für mich. Vier davon waren sogar gut genug, damit sie es ins Labor schafften. Darum war der Schlag ins Gesicht auch umso härter, als die Ärztin wie vom Donner gerührt die Laborergebnisse anstarrte. Von den vier Follikeln war kein einziger reif! Sie war genauso geschockt wie wir. Das konnte einfach nicht wahr sein! Ich war am Boden zerstört. Noch im Sprechzimmer brach ich in bittere Tränen aus und konnte gar nicht mehr aufhören zu weinen. Sargis streichelte mich. Aber ich fühlte mich einfach nur leer und völlig zerstört. Jede einzelne Eizelle war für mich gefühlt wie mein Baby, auch wenn sich das vielleicht total irre anhört. Jeder Mensch mit einem unerfüllten Kinderwunsch wird meine Gefühle nachvollziehen können, da bin ich sicher. Sargis war wie erstarrt. Diese Hilflosigkeit war schrecklich für ihn. Ich hatte das Gefühl, alles war umsonst – die Schmerzen, die Achterbahnfahrt aus Hoffen und Enttäuschung. Die Ärztin war ehrlich betroffen, aber sie machte mir nichts vor. Aus jetziger Sicht riet sie mir nicht zu einem weiteren Versuch. Das war wie ein Dolchstoß mitten ins Herz. Die Ärztin wollte mir noch einen kleinen Hoffnungsschimmer mitgeben, indem sie meine Eizellen in den Brutkasten legte. Doch mich konnte nichts mehr aufmuntern, und was ich erst recht nicht mehr wollte, war hoffnungslos hoffen. Nie wieder! Ich zog mich völlig in mich zurück. Dass Sargis noch ein weiteres Mal Sperma abgab und wie wir schließlich die Praxis verließen, nahm ich nur noch durch einen Schleier wahr. Ich machte völlig zu.

Zu Hause verkroch ich mich im Bett, heulte, kuschelte mit Oskar, und auch Sargis war fast die ganze Zeit bei mir, außer wenn er Training hatte. Ich rief nicht einmal im Labor an am nächsten Tag, um zu erfragen, wie es der Eizelle im Brutkasten ging. Eine weitere schlechte Nachricht hätte ich nicht ertragen. Ich wollte einfach nur meine Ruhe. Es war, als hätte jemand den Stecker aus meinem Alltag gezogen. Instagram, Anrufe, Termine – ich war raus. Die einzigen friedlichen Momente hatte ich im Schlaf, wenn ich nichts fühlte. Dann fragte ich mich wenigstens nicht ständig, was ich hätte besser machen können, oder ob ich selbst schuld war, weil ich beruflich vielleicht zu viel Stress zugelassen hatte. Egal, wie oft ich oder auch Sargis mir sagte, dass ich diese Sache nicht in der Hand hätte, die quälenden Stimmen in meinem Kopf wollten nicht so wirklich die Klappe halten.

Zwei Tage nach dem Eingriff überkam mich eine Unruhe und ich hatte plötzlich das Bedürfnis im Labor anzurufen. Mein Bauchgefühl war mir da offenbar mal wieder eine Nasenlänge voraus: Drei meiner Eizellen waren nachgereift und zwei davon hatten sich sogar befruchten lassen. Diese Neuigkeiten überrumpelten mich. Ich traute mich kaum, daran zu glauben. Meine Stimme klang beinahe dünn, als ich zu Sargis sagte: „Wir haben unsere Eizellen im Vorkernstadium." Unsere Zellen waren jetzt offiziell miteinander verschmolzen. Was für ein unglaublich schönes Gefühl! Das hat emotional und gedanklich noch mal viel angestoßen. Dadurch ist bei uns beiden der Wunsch gereift, vielleicht doch jetzt schon ein Baby zu bekommen – mitunter auch, weil die Eizellensammlerei ja sehr mühsam war. Im Freundeskreis sah ich nur noch Kinder und wahrscheinlich schalteten auch die Hormone alle Ampeln auf „Baby: Jetzt!".

Wir waren uns schnell einig, mir schon bald unsere Schmuckstücke einsetzen zu lassen, und so waren es plötzlich nur noch zwei Monate bis zum ersten Embryotransfer – den wir mitten in der Umzugsphase von Regensburg nach Heidelberg hatten. Den Transfer wollte ich unbedingt in Regensburg in meinem vertrauten Kiwu-Zentrum machen lassen, allerdings nicht 300 Kilometer für all die Kontrolluntersuchungen fahren. Meine behandelnde Ärztin schlug vor, mir für die Ultraschalluntersuchungen und Blutentnahmen ein Kinderwunschzentrum in

Heidelberg zu suchen. Die meisten Kinderwunschzentren sind ausgebucht. Daran sieht man auch recht deutlich, wie viele Paare in ein Kinderwunschzentrum gehen.

Ich hatte Glück und wurde recht schnell in einem Zentrum aufgenommen. Mitten im Umzugschaos gingen Sargis und ich zu unserem ersten Termin in Heidelberg und zum nächsten Zyklus startete ich mit der Einnahme von Progynova 21, um die Gebärmutterschleimhaut für den Embryotransfer gut aufzubauen. Zwischendurch wurde die Gebärmutterschleimhaut über Ultraschall kontrolliert. Die Kommunikation musste aufgrund der Entfernung gut laufen, also habe ich zwischendurch immer mal wieder mit dem KITZ (KinderwunschTherapie im Zentrum) in Regensburg telefoniert, um den Tag der Tage zu planen. Es gab so viel zu entscheiden. Zum Beispiel, ob wir den EmbryoGlue® verwenden wollten, einen „Kleber", der die Einnistung unterstützen soll. Wenn es hilft, dann her damit!

Auch war uns relativ schnell klar, dass wir nur einen Embryo einsetzen lassen würden. Wie schon die letzten Male grätschte uns auch hier der Fußball in unsere Planung. Sargis musste ins Trainingslager und konnte mich nicht nach Regensburg begleiten. Also kam meine Mutter mit nach Regensburg, damit ich nach dem Eingriff keine 300 Kilometer fahren musste, womöglich fix und fertig mit den Nerven. Und wie sich herausstellen sollte, hatten wir treffsicher vorausgedacht, am 22.7.2019 hatte ich den Kryotransfer. Zuerst trafen wir den Biologen. Er zeigte uns die winzige befruchtete Eizelle – halb Achtzeller, halb Morula (vierter Tag nach der Befruchtung). Laut dem Biologen sah sie toll aus, was meine Aufregung noch mehr in die Höhe trieb. Leider ging es nicht so schnell los, wie erhofft. Die OP, die vor meinem Eingriff angesetzt war, zog sich in die Länge. Ich wurde immer angespannter, schließlich hatten wir noch eine weite Heimreise vor uns.

Dann lag ich also auf diesem kalten OP-Tisch und plötzlich hatte ich einen Kloß im Hals. Du schaffst das, Anna!, redete ich mir gut zu, aber ich schaffte es nicht, die Tränen zu unterdrücken. Mein Weinen wurde noch schlimmer, als der Katheter gesetzt wurde, durch den der Biologe unser kleines Zellwunder in meine Gebärmutter einführte. Da der Katheter unter Ultraschallsicht gelegt worden ist, habe ich dieses kleine Pünktchen genau beobachten können. Das hat mich ein bisschen abgelenkt. Insgesamt dauerte der Eingriff keine fünf Minuten und die Schmerzen waren vergessen, als ich mit meinem Ultraschallbild in den Händen zurück in den Wartebereich geschoben wurde. Kurz ruhte ich mich noch aus, dann ging es mit einem Flyer und vielen Infos nach Hause. Innerlich wusste ich, dass jetzt der härtere Teil anfing: das Warten. Geduld habe ich absolut keine, dafür aber immer viele Sorgen und Ängste. Was, wenn ich etwas falsch mache? Darf ich überhaupt alles machen? Ja, solange ich mich dabei gut fühlte. Alkohol stand natürlich nicht auf meinem Plan, denn rein theoretisch war ich ja schwanger. Um die Gebärmutterschleimhaut und damit eine Einnistung zu unterstützen, nahm ich noch Utrogest Luteal (Progesteronkapseln zur vaginalen Anwendung). Mit Ablenkungsprogramm bekam ich meine Emotionen während der Wartephase ganz gut in den Griff. Nur Schmerzen hatte ich immer wieder, weshalb ich auch zur Kontrolle im Kinderwunschzentrum war.

Nach zwölf Tagen war es dann so weit. Ich war froh, um jeden Tag, den ich nicht länger warten musste. Morgens ging ich zur Blutentnahme und mittags bekam ich das Ergebnis telefonisch. Wieder mal war ich allein – Sargis war beim Fußball. Ich hatte schon im Gefühl, dass das Ergebnis negativ sein würde. Trotzdem brach ich am Telefon zusammen, lag auf dem Boden und weinte. Tagelang weinte ich gefühlt durch, bekam keinen Bissen runter, WhatsApp und all meine Freunde ignorierte ich. Wieso nur hatte es nicht geklappt? Es hatte doch so gut ausgesehen … Obwohl es mir so schlecht ging, wollte ich es gleich im nächsten Zyklus wieder probieren. Diesmal aber in Heidelberg. Zu anstrengend war die Fahrt nach Regensburg gewesen und ich wollte Sargis dieses Mal dabeihaben. Dafür standen die Chancen vor Ort besser und außerdem hatte ich mich mittlerweile an unseren neuen Wohnort und das Team im neuen Kinderwunschzentrum gewöhnt. Das Einzige, was jetzt noch in Regensburg lagerte, waren meine Eizellen. Mit einem speziellen Transportunternehmen wurden die kryokonservierten Eizellen schließlich nach Heidelberg gefahren. Die Kommunikation regelten die Biologen unter sich, damit zeitlich alles passte und die Eizellen rechtzeitig in Heidelberg waren.

Da die Eizellen noch alle unbefruchtet waren, musste dieser Vorgang in Heidelberg gemacht werden. Ganze vier Stück nahmen wir dafür her, allerdings wusste ich schon, dass sie nicht die beste Qualität hatten. Nach ein paar Tagen der Ungeduld kam dann die freudige Message: Drei haben sich befruchten lassen! Hammer! Da war ich gleich noch viel motivierter. Verrückterweise war der Transfer genau einen Monat später, am 22.8.2019, und diesmal sogar mit Sargis. Es bedeutete mir so viel, ihn dabeizuhaben, denn in Heidelberg wird der Eingriff nicht in einem der OPs gemacht, und somit saß er direkt neben mir. Alles auf repeat, nur dieses Mal ohne Weinen – obwohl ich leider wieder Schmerzen hatte. Ich reagiere einfach sehr empfindlich in dem Bereich. Wir ließen wieder nur einen Embryo einsetzen. Die beiden anderen sahen nicht so super aus und wurden im Labor einfach weiter kultiviert. Würden sie bis zum fünften/sechsten Tag zu einer Blastozyste heranreifen, würden sie wieder kryokonserviert werden für einen möglichen nächsten Versuch. Dabei kann man den Verlauf gut beobachten.

Leider haben beide Embryos es nicht bis zum fünften Tag geschafft. Immerhin sparten wir nun die Kosten fürs Einfrieren. Klingt makaber, aber irgendetwas Positives musste ich mir einreden. Die zwölf Tage vergingen deutlich schneller beim zweiten Durchgang. Mein erstes Buch *In der Regel bin ich stark* erschien zu der Zeit und ich war total aufgeregt wegen der Buchpremiere. Natürlich nahm ich trotzdem unaufhörlich jedes Symptom wahr und hatte immer mein kleines Pünktchen im Kopf, aber ich versteifte mich nicht ganz so krass darauf. Vielleicht auch deshalb, weil ich mir aus Selbstschutz einredete, es hätte eh wieder nicht geklappt. Wie es mit dem Fußball so ist, war Sargis nicht da, als ich das Ergebnis bekam. Er musste zur Nationalmannschaft. Morgens ging ich also wieder aufgeregt ins Kinderwunschzentrum, zur Blutentnahme und danach direkt zu meiner Freundin Rieke, um nicht allein zu sein. Meine Anspannung reichte von hier bis nach Meppen. Als der Anruf von „Anonym" kam, war klar, wer es sein würde. Diesmal fragte ich direkt: „Ist negativ, oder?" Ich hörte nur ein trauriges Ja und brach wieder mal in Tränen aus.

Auch wenn ich damit gerechnet hatte, tief in mir hoffte ich natürlich doch heimlich ... Übrigens wartete ich immer bis zur Blutentnahme und testete nie vorher selbst, denn den Stress wollte ich mir nicht antun. Und weil ich bei solchen Angelegenheiten immer in meinem eigenen Modus bin, ging ich bereits am nächsten Tag wieder ins Kinderwunschzentrum, um das weitere Vorgehen zu besprechen. Gesammelte Eizellen hatten wir keine mehr. War also alles für die Katz gewesen? So fühlte es sich jedenfalls an. Wirklich etwas Positives, außer den neu gewonnenen Erfahrungen und Reife konnte ich nicht daraus ziehen. Um nichts zu überstürzen, entschieden die Ärztin und ich uns für eine Pause. Eine Pause, die wir zur weiteren Diagnostik nutzen würden.

Möglichkeiten in der Kinderwunschbehandlung

Sammelzyklen? Vorkernstadium? Embryotransfer? Was zum Geier soll das alles bedeuten? Ich gebe zu, mit den meisten Begriffen hat man keine Berührung, bevor man sich mit dem Kinderwunsch näher beschäftigt. Also fangen wir doch mal ganz von vorn an:

Hormonelle Unterstützung

Die Hormonbehandlung ist eine Maßnahme, bei der noch keine künstliche Befruchtung oder Weiteres stattfindet. Hierbei ist wichtig, dass der Zyklus gut kontrolliert wird. Denn während der Hormonbehandlung sollte natürlich Geschlechtsverkehr stattfinden und demnach der Eisprung beobachtet werden. Ob eine Hormonbehandlung in eurem Fall sinnvoll ist und wie diese genau aussieht, das entscheidet ihr am besten mit eurem Arzt aus dem Kinderwunschzentrum. Hier gibt es nämlich viele unterschiedliche Präparate, die leider auch Nebenwirkungen mit sich bringen. Ich stimuliere häufig mit Clomifen. Es ist eines der bekannteren Hormonpräparate. Wie funktioniert es? Man könnte sagen, Clomifen gaukelt dem Körper einen Östrogenmangel vor, wodurch es zu einer vermehrten Produktion von FSH und LH kommt, um den Mangel auszugleichen. Wir erinnern uns: Diese beiden Hormone regen die Eierstockfunktion an und sorgen für die Reifung der Eibläschen und den Eisprung. Schließlich wollen wir zum Eisprung ein schönes Ei, das aus dem Follikel in unseren Eileiter wandert. Bei mir ist ja der niedrige AMH-Wert das Problem und meine Eizellen sind nicht die besten. Hört sich komisch an, aber sie brauchen definitiv einen kleinen Push.

Ein weiteres bekanntes Hormonpräparat ist Letrozol®. Beide zielen auf dasselbe Ergebnis ab und werden zu Beginn des Zyklus eingenommen, oral in Form einer Tablette. Die Einnahme wird meistens am dritten Zyklustag begonnen und am achten beendet. Diese fünf Tage können etwas tough sein, zumindest ist das meine Erfahrung. Ich betone immer gern, dass die Nebenwirkungen bei jeder anders ausfallen, denn ich möchte euch keine Angst machen. Ich hatte verstärkt Kopfweh, drückende, geschwollene Augen, ähnlich wie beim Aura-Kopfschmerz, war dauermüde und häufig leide ich noch einige Tage danach an Schwindel. Aber gut, das Gröbste ist nach fünf Tagen vorbei. Das sage ich mir immer vor einer Hormonbehandlung: fünf Tage, Anna! Das schaffst du! Bei euch kann das wie gesagt völlig anders verlaufen. Die Hormone bringen eben nicht nur Vorteile für uns mit, sondern auch Nebenwirkungen. Neben Hormonen, die wir oral einnehmen, gibt es auch noch Hormonspritzen. Die kosten mich zu Beginn immer ein bisschen Überwindung – ich stehe ja nicht so auf Spritzen. Sie kommen häufig bei IVF und ICSI zum Einsatz, weshalb ich sie an der Stelle noch mal näher erklären werde, auch was die Nebenwirkungen angeht. Ein „hormonelles

Problem" kann sich ganz unterschiedlich gestalten – welches Hormon auf welche Weise Unterstützung benötigt, muss individuell ermittelt werden.

Jetzt nehmen wir also Hormone und gut ist? Na ja, ein bisschen mehr hängt schon noch dran. Während der Hormonbehandlung gehen wir regelmäßig zum Follikel-TV und schauen, was bei uns „da unten drin" so läuft. Wächst das beziehungsweise wachsen die Eibläschen? Außerdem interessieren uns natürlich auch die Blutwerte. Schließlich wollen wir unsere Hormone und damit gleichzeitig auch unseren Eisprung im Auge behalten. Rückt der Eisprung näher, heißt es: Date-Zeit mit dem Partner – ab in die Kiste! Der Eisprung kann übrigens auch mittels einer hCG-Spritze ausgelöst werden. hCG? Schwanger? Nicht ganz, aber der Gedanke ist natürlich naheliegend. Schließlich ist hCG das Hormon, das der Körper während der Schwangerschaft produziert – in voller Länge „humanes Choriongonadotropin" genannt. Wir werden im Zusammenhang mit den anderen Behandlungen noch häufiger darauf zu sprechen kommen.

Nach dem Eisprung geht es meistens direkt weiter mit Progesteron. Das Gelbkörperhormon ist, wie wir ja bereits wissen, für den Aufbau der Gebärmutterschleimhaut verantwortlich. Bei einer Gelbkörperschwäche kann mit unterschiedlichen Präparaten nachgeholfen werden. Damit beginnt man meistens vier Tage nach dem Eisprung und nimmt das jeweilige Präparat etwa zehn Tage lang ein. Natürlich besprecht ihr eine solche Behandlung individuell mit eurem Kinderwunschzentrum. Progesteron kommt nicht bei jeder Hormonbehandlung zum Einsatz, doch wenn, dann handelt es sich dabei oft um utrogest® Luteal (Vaginalkapseln) oder Duphaston® (Tabletten). Ein bisschen tricky an den Nebenwirkungen der Präparate ist, dass sie Schwangerschaftsanzeichen ähneln wie zum Beispiel:
- schmerzende, geschwollene Brüste
- Müdigkeit
- Kopfschmerzen

- Übelkeit und Sodbrennen
- Scheidentrockenheit

Das ist ziemlich fies, ich weiß! Zumal auch die Basaltemperatur durch all die Hormone leicht erhöht sein kann. Aber wie gesagt: Alles kann, nix muss! Aus dem Grund finden auch eure Erfahrungsberichte Platz in diesem Buch. Denn es ist mir wirklich wichtig, die unterschiedlichen Wahrnehmungen des Ganzen aufzuzeigen und sichtbar zu machen, wie individuell jeder Kiwu-Weg ist, und dass jede Situation ihre Berechtigung hat und Respekt verdient.

IUI – Intrauterine Insemination

Gehen wir einen Schritt weiter, so kommen wir zu der sogenannten Insemination. Hui, schwieriger Begriff, und hier gibt es auch noch unterschiedliche Arten: ICI (IntraCervikale Insemination) und IUI (IntraUterine Insemination). Der Unterschied liegt darin, dass bei einer ICI die Samen nicht gereinigt sind, bei einer IUI hingegen schon. Bei der ICI werden demnach die natürlichen Samen mit einer Spritze vaginal inseminiert. Sie werden nicht direkt in die Gebärmutter gegeben – das wäre dann eine IUI. Hier werden die Spermien vorher aufbereitet. Die IUI ist heutzutage die gängigste Methode. Die Gründe für eine Insemination können sehr unterschiedlich sein:
- Der Mann hat zu wenige oder nicht genügend bewegliche Samenzellen.
- Geschlechtsverkehr ist nicht möglich.
- Der Zervixschleim der Frau ist so beschaffen, dass die Spermien nicht durchdringen können.

Auch hier entscheidet natürlich das Kinderwunschzentrum, wie sinnvoll eine Insemination ist.

Die Insemination hat quasi denselben Effekt wie Geschlechtsverkehr, nur dass eben keiner stattfindet und die Spermien direkt „eine

Etage höher" gelangen. Die Absicht dabei ist, den Spermien den Weg in die Gebärmutter zu verkürzen und/oder ihn freizumachen, damit sie nicht aufgrund von Beeinträchtigungen gehindert werden, in den Uterus einzudringen (z. b. aufgrund Verstopfung durch Zervixschleim oder weil die Spermien nicht flink oder beweglich genug sind). Für den Eingriff gibt euer Partner morgens frisches Sperma ab, das gegebenenfalls noch aufbereitet und dann mittels eines Katheters in der Gebärmutter platziert wird. Der eigentliche Eingriff dauert nicht lange, und je nachdem, ob man sich für einen natürlichen oder einen von Hormonen unterstützen Zyklus entscheidet, ist der Termin relativ spontan – schließlich muss er ja an den Eisprung angepasst stattfinden. Das heißt, die Insemination sollte möglichst kurz, maximal 30 bis 40 Stunden, vor dem Eisprung stattfinden. Dieser kann für die Insemination auch durch die Gabe von hCG ausgelöst werden.

Der Eingriff selbst dauert keine zwei Minuten und wird ganz unterschiedlich als erträglich oder unangenehm empfunden. Jede Frau hat ein anderes Schmerzempfinden und unterschiedliche körperliche beziehungsweise gesundheitliche Voraussetzungen. Mein gesamter Unterleib, besonders meine Gebärmutter, ist durch die Endometriose vorbelastet. Das Einführen des Katheters bereitet mir immer Schmerzen, die wahrscheinlich durch die Aufregung noch verstärkt werden, weil ich dann verkrampfe. Die Anspannung abzuschalten, fällt mir in dem Moment aber sehr schwer. Sie staut sich auch über Tage an. Den ganzen Monat fiebert man darauf hin, angefangen mit dem Hoffen auf genügend und hochwertige Follikel. Ich hatte bisher zwei IUIs (nach meiner Pause zur Diagnostik), eine davon in einem natürlichen Zyklus und die andere war durch Hormone unterstützt. Welche Methode ich besser fand, kann ich gar nicht wirklich sagen. Aus beiden resultierte bei mir leider keine Schwangerschaft. Was für euch natürlich gar nichts bedeuten muss! Abgesehen davon, benötigt man nicht selten mehrere Versuche. Sind „brauchbare" Eizellen vorhanden und konnte die Insemination vorgenommen werden, geht das Gedankenkarussell in die nächste Runde: Hat es geklappt? Oder wieder nicht? Ist das Ziehen im Unterleib vielleicht ein Anzeichen für eine Schwangerschaft oder doch nur PMS? Gefühlt dreht sich alles nur noch um diese eine Sache – kein Wunder, dass man manchmal glaubt, verrückt zu werden.

IVF (In-vitro-Fertilisation) und ICSI (Intrazytoplasmatische Spermieninjektion)

Mit der IVF und ICSI kommen wir in jedem Fall zum komplizierten Teil. Am Anfang habe ich nur Bahnhof verstanden und bei jedem Arzttermin Tausende Fragen gestellt. Alles dreht sich jetzt um die künstliche Befruchtung, die außerhalb unseres Körpers stattfindet. Das wird meistens dann gemacht, wenn Fruchtbarkeitsstörungen vorliegen. Samen und Eizelle werden auf dem Weg zueinander unterstützt, in der Hoffnung, dass die Eizelle sich befruchten lässt und ein kleines Wunder daraus entsteht. Einfach unglaublich, was heutzutage alles möglich ist. Euer Arzt wird euch beraten, ob es sinnvoll ist, diesen Weg einzuschlagen, denn er ist doch etwas aufwendiger als die bisher beschriebenen Möglichkeiten. Zu dem Unterschied zwischen IVF und ICSI kommen wir noch, der Start der Behandlung ist nämlich gleich – beide Behandlungen beginnen mit einer hormonellen Stimulation. Es gibt das kurze und das lange Protokoll, ich habe bereits beides gemacht und erkläre euch jetzt, wie die jeweilige Variante abläuft. Bevor es aber wirklich „losgehen" kann, stehen noch ein paar Untersuchungen an: Wir Frauen und auch die männlichen Partner werden auf HIV und Hepatitis B und C untersucht.

Von Hormonspritzen über Eizellpunktion bis zur Befruchtung

Kurzes Antagonistenprotokoll: Das kurze Protokoll ist quasi das Standardverfahren und beginnt mit dem Zyklus. Tritt die Periode ein, meldet man sich beim Kinderwunschzentrum. Glaubt mir, bei meinem „ersten Zyklus" habe ich mich richtig auf meine Periode gefreut, um endlich starten zu können – und das aus meinem Mund, wo ich während meiner Tage ja immer von kaum auszuhaltenden Schmerzen geplagt werde! Jedes Kinderwunschzentrum handhabt das etwas anders, aber meistens geht die hormonelle Stimulation am zweiten oder dritten Zyklustag los. Ich habe immer am zweiten Tag meiner Periode mit den Hormonspritzen begonnen. Mein Arzt hat für mich Pergoveris® gewählt. Enthalten ist darin das stimulierende Hormon FSH/LH, damit die Eizellreifung angeregt wird. Die zu verabreichenden Einheiten sind unterschiedlich von Patientin zu Patientin und werden auf euren Bedarf abgestimmt.

Während der Stimulation führt euch euer Weg übrigens des Öfteren ins Kinderwunschzentrum. Die Hormonwerte müssen kontrolliert werden, um sicherzugehen, dass die Einheiten der Spritze ausreichen und das Hormon seine Aufgabe erfüllt. Zudem wird natürlich auch mittels Ultraschall nach den Follikeln geschaut. Das war für mich immer der aufregendste Teil. Denn wie ihr bereits wisst, ist die Ausbeute bei mir nie allzu groß und der Renner sind meine Follikel auch nicht. Und obwohl ich das irgendwann ja wusste, war es trotzdem jedes Mal wieder eine Enttäuschung für mich, beim Arzt zu sehen: Da hat sich kaum was getan! Für so wenig „Output" die gesamte Bandbreite an Nebenwirkungen mitzunehmen, frustrierte mich zusätzlich. Schwindel, Kopfschmerzen, Übelkeit, Wassereinlagerungen, Stimmungsschwankungen, starke Müdigkeit … Herzlichen Dank für nix! Die Nebenwirkungen der verschiedenen Präparate zeigen sich natürlich individuell von Patientin zu Patientin.

In der Regel wird zwischen zehn und zwölf Tage stimuliert. Während der Behandlung habt ihr den „Follikel-TV-Termin" also häufiger. Um den Eisprung optimal zu timen, kommt ein weiteres Präparat ins Spiel. In meinem Fall war das bisher immer Orgalutran®. Die Spritze verhindert den vorzeitigen Eisprung, damit er zum „richtigen Zeitpunkt" gezielt ausgelöst werden kann – nämlich dann, wenn die Follikel reif dafür sind. Das geschieht mit der hCG-Spritze. Der Arzt im Kinderwunschzentrum achtet besonders auf die Hormonwerte und die Größe der Follikel, damit der Eisprung nicht zu früh und auch nicht zu spät ausgelöst wird. Ich habe meistens Ovitrelle® bekommen, eine Fertigspritze, die ebenfalls in den Bauch gegeben wird. Diese verabreicht man sich 34 bis 36 Stunden vor der Punktion. Wie wir weiter vorn im Kapitel bereits besprochen haben, handelt es sich bei einer IVF und ICSI um eine Befruchtung, die außerhalb des Körpers stattfindet. Demnach müssen die Eizellen irgendwie aus uns raus …

Die Punktion: Die Eizellentnahme findet oft 36 Stunden nach dem Setzen der hCG-Spritze statt. In den meisten Fällen dürfen wir dabei schlafen, denn wir bekommen eine Kurznarkose. Dennoch wird der Eingriff ambulant gemacht, sodass ihr nach ein paar Stunden auch schon wieder nach Hause dürft. Ich weiß, dass früher die Eizellentnahmen oft ohne jegliche Narkose durchgeführt wurden, auch heute wird das vereinzelt noch so gemacht. Besprecht das in aller Ruhe mit eurem Arzt. Der Eingriff mag vielleicht im Kinderwunschzentrum zur alltäglichen Praxis gehören, aber das bedeutet nicht, dass er für euch Routine ist. Es muss euch nicht unangenehm sein, Ängste oder Sorgen zu äußern. Ich persönlich mache solche Eingriffe nie ohne Narkose, ich habe einfach zu viel Angst und mein Schmerzempfinden ist auch zu groß.

Während wir also schlafen und von vielen reifen Eizellen träumen, werden unter Ultraschallsicht die Follikelflüssigkeit und die Eizelle(n) abgesaugt. Dies geschieht mittels einer Nadel, die vorsichtig durch die Scheide in den Eierstock eingeführt wird. Der Eingriff dauert maximal 20 Minuten. Direkt nach Gewinnung der Flüssigkeit kommt diese auch schon ins Labor und wird von einem Biologen untersucht. Dann ist Hoffen auf reife Eizellen angesagt, denn nur solche sind für uns „brauchbar". Das Ergebnis erhält man in der Regel bereits ein paar Stunden nach dem Eingriff.

Ich habe es ja schon an anderer Stelle angesprochen, wie individuell das Schmerzlevel bei jedem Menschen ist, und ich habe es in meiner persönlichen Geschichte bereits erzählt: Ich lag im Anschluss an den Eingriff noch ein bis zwei Stunden mit Schmerzen im Aufwachraum, denn bedingt durch die Endometriose, sind für mich gynäkologische Untersuchungen und Eingriffe jeder Art sehr schmerzhaft. Einige Frauen können relativ schnell oder unmittelbar danach aufstehen und nach Hause gehen.

Same time, different place: Während wir Frauen im OP sind und uns der Punktion unterziehen beziehungsweise danach noch etwas Zeit im Aufwachraum verbringen, darf unser Partner seinen Teil „im stillen Kämmerlein" tun … Schließlich benötigen wir die Spermien für die anstehende Befruchtung. Je frischer das Sperma, desto besser ist es. Im Spermiogramm kann man die Beweglichkeit der Spermien ganz genau erkennen. Diese werden im Anschluss an die „Gewinnung" noch aufbereitet. Schließlich müssen „die Jungs fit sein" für unser Vorhaben. Im Vergleich zu dem, was wir Frauen während der Behandlung durchmachen müssen, haben die Männer sicherlich den angenehmeren Part erwischt, dennoch kann ich mir gut vorstellen, dass es auch für sie Schöneres gibt, als auf Knopfdruck im stillen Kämmerlein einer Arztpraxis abzuliefern. Ist alles im Becherchen, geht es auch damit ab ins Labor.

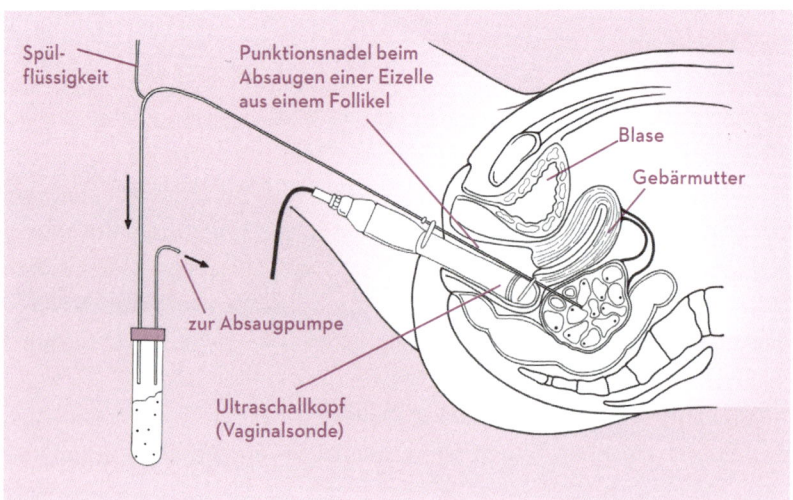

Im Labor: Hier haben wir nun also die entnommene(n) Eizelle(n) und die Spermien. Jetzt kommen die Helden hinter den Kulissen zum Einsatz: die Biologen. Sie benötigen viel Feingefühl für die Befruchtung. Sowohl mit den Eizellen als auch mit den Spermien ist ein vorsichtiger Umgang ganz wichtig. Zu Anfang der Behandlung entscheidet man sich wie bereits besprochen für eine der beiden Möglichkeiten der künstlichen Befruchtung: IVF oder ICSI.

Was passiert genau bei jeder Methode?

Die IVF: Sie gilt als natürliche Befruchtung, allerdings in einer künstlichen Umgebung, womit das Reagenzglas gemeint ist. Hunderttausende von Spermien werden mit der reifen Eizelle zusammengebracht. So lässt man der Natur noch freien Lauf, auch wenn sie nicht auf gewöhnlichem Weg aufeinandertreffen. Die IVF erlaubt die natürliche Selektion der Eizelle und der Spermien, allerdings eben in einem Reagenzglas.

Nach dem Absaugen der Eizellen sind diese noch von „Hüllzellen", den sogenannten „Cumuluszellen", umgeben. Diese unterstützen die Reifung und Versorgung der Eizelle und sie sind auch bei der IVF wichtig, damit die Samenzellen zur Eizelle gelangen und in sie eindringen können.

Betroffene Laura M.:
Wir entschieden uns für eine IVF. Während der Stimulation bildeten sich drei Eizellen, die auch entnommen wurden. Am ersten Tag nach der Befruchtung lebten noch zwei. Zum Einsetzen am fünften Tag hatten wir noch eine Blastozyste. Das bedeutete, zum Einfrieren blieb uns nichts und im Fall eines negativen Ausgangs würde die ganze Prozedur von vorn losgehen – wieder Medikamente und Spritzen. Wir hatten große Angst, aber setzten auch viel Hoffnung in den Eingriff, und tatsächlich war das Glück auf unserer Seite. Wir durften positiv testen! Diesen Moment werde ich nie vergessen! Unsere Tochter wurde im Juli 2020 geboren.

Die ICSI: Bei der ICSI wird noch etwas mehr nachgeholfen. Denn bei der ICSI wird ein einziges Spermium verwendet und mit einer winzigen Glaspipette unter speziellen Mikroskopen direkt in die Eizelle, also in das Zellinnere, injiziert. Das geschieht ebenfalls außerhalb des Körpers. Die ICSI macht man, wenn die Fruchtbarkeit des Mannes deutlich beeinträchtigt ist. Denn dann schaffen es die Samenzellen häufig nicht von allein, in die Eizelle einzudringen, um diese zu befruchten. Wenn die Fruchtbarkeitsstörung eher aufseiten der Frau liegt, ist IVF genauso gut.

Bei beiden Verfahren werden die Zellen ein paar Tage im Brutschrank beobachtet, um zu sehen, welche sich befruchten und anfangen, sich zu teilen. Zwei bis sechs Tage nach dem Absaugen der Eizellen erfolgt der Embryotransfer. Manchmal gibt es auch noch die Möglichkeit, befruchtete Eizellen einzufrieren, das nennt man „kryokonservieren".

Welches der beiden Verfahren besser oder schlechter ist, lässt sich also pauschal nicht sagen. Die Auswahl der sinnvollen Methode muss von Fall zu Fall entschieden werden und genau das besprecht ihr ja vorab ausführlich mit eurem behandelnden Arzt im Kinderwunschzentrum.

Der Embryotransfer: Hat die Befruchtung stattgefunden, geht es mit dem Embryotransfer weiter. Meistens findet der Transfer zwischen dem zweiten und fünften Tag nach der Befruchtung statt. Ich weiß, es ist vielleicht an der ein oder anderen Stelle unbefriedigend, dass ich euch keine Pauschalanleitung geben kann und ständig sage, dass jeder Schritt individuell entschieden wird, aber so ist es eben. Jeder muss für sich und passend zur eigenen Situation abwägen. Wir haben jeweils einen Embryo am dritten Tag transferieren lassen. Ihr entscheidet, wie viele befruchtete Eizellen ihr euch einsetzen lasst. Das Embryonenschutzgesetz schreibt hier zwar eine Obergrenze von drei vor, aber innerhalb dieser Range dürft ihr selbst entscheiden. Je mehr Embryonen ihr einsetzt, desto höher ist das Mehrlingsrisiko. Das sollte jeder für sich kalkulieren. Euer Arzt kann euch zwar umfassend beraten, aber wie ihr euch entscheidet, liegt natürlich bei euch und eurem Partner. Ich kenne dieses Gedankenkarussell nur zu gut:

- Wollen wir versuchen, unsere Chancen zu erhöhen, indem wir mehrere Embryonen einsetzen lassen?
- Bekommen wir es hin – wenn alles klappt –, eventuell auch Zwillinge oder Drillinge zu haben?
- Soll ich mehrere Embryonen einsetzen lassen und erledige damit quasi alles in einem Aufwasch? Wenn alle drei nicht klappen, dann weiß ich wenigstens, woran ich bin.
- Setze ich nur einen Embryo ein und nehme in Kauf, den Transfer noch mehrfach – während anderer Zyklen – zu wiederholen?

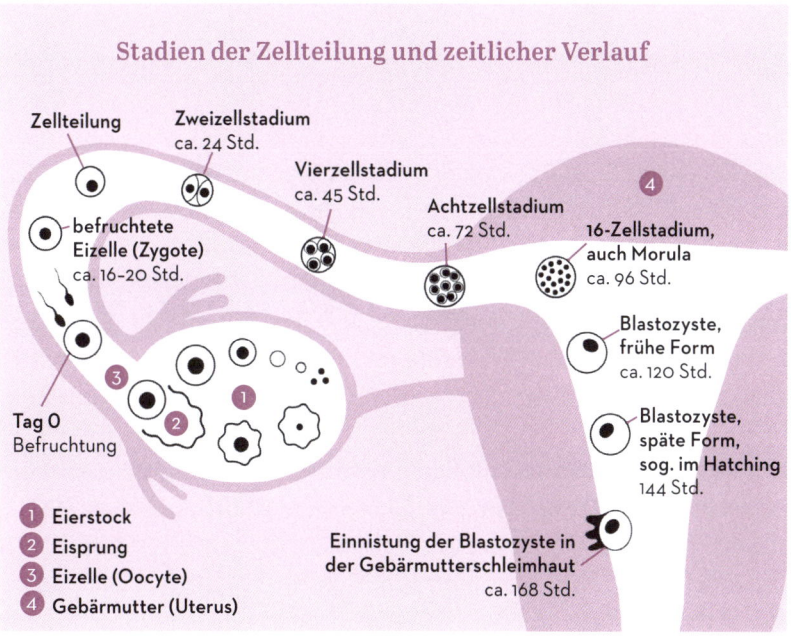

Ich habe diese Fragen durch meinen Kopf geschoben, hoch und runter, hin und her. Vergleichsweise fiel es mir leichter, mich hinsichtlich der Dauer der Kultivierung zu entscheiden. Da war ganz klar: Wir lassen sie nicht bis zum fünften Tag im Brutschrank, dann wäre der Embryo schon im Blastozystenstadium. Das ist eine entscheidende Phase. Am fünften Tag geschehen nämlich markante Veränderungen im Embryo. Es bildet sich ein Hohlraum zwischen den Zellen, der mit Flüssigkeit gefüllt ist. Im Embryoskop lassen sich jetzt zwei verschiedene Zelltypen identifizieren: Die Zellen, die außen an der Wand liegen, entlang des Eihäutchens, sind die Zellen, die später den Mutterkuchen bilden. Die Zellen, die den Fötus bilden werden, befinden sich als ein kleiner Klumpen in der Mitte.

Der Embryo befindet sich jetzt im Blastozystenstadium. Hätte sich mein Embryo ab dem dritten oder vierten Tag nicht mehr weiterentwickelt, hätte ich mich immer gefragt, ob er in meinem Körper bessere Chancen gehabt hätte. Ich hatte so viel Angst davor, dass der Transfer, auf den ich den ganzen Monat hingefiebert hatte, nicht stattfinden könnte, dass ich lieber einen erfolglosen Transfer in Kauf nahm, statt abzuwarten, wie sich der Embryo im Brutschrank entwickelt. Manchmal habe ich mich gefragt, ob das total gestört ist, doch wenn wir ehrlich sind, ich glaube, ich bin nicht allein mit diesen Gedanken. Genau solche Fragen solltet ihr immer mit eurem Arzt besprechen – vielleicht nicht gerade, ob ihr völlig gestört seid … Wobei, wenn ihr befürchtet durchzudrehen im Gedankenkarussell, dann sogar das … Aber wieder im Ernst: Sorgen wie „Entwickelt sich der Embryo in mir besser als im Brutschrank?" und was wir sonst noch alles an Gedanken mit uns herumschleppen in dieser Zeit, sind berechtigte Überlegungen. Stellt eurem Arzt so viele Fragen, wie ihr wollt! Das ist so wichtig! Schämt euch nicht dafür und habt bloß nicht das Gefühl, die Ärzte mit der zehntausendsten Frage zu nerven. Dazu sind sie da und gerade bei diesem emotionalen Thema solltet ihr all eure Bedenken rauslassen dürfen. Es sind so viele Entscheidungen komprimiert auf einen relativ knappen

Zeitrahmen zu treffen. Und jetzt komm ich auch noch daher und werfe gleich noch mehr kompliziert klingende Begriffe ins Rennen ... Darum betone ich es noch mal: Alles kann, nichts muss! Und es liegt mir einfach sehr am Herzen, euch alle Möglichkeiten aufzuzeigen.

Bevor die Embryonen transferiert werden, kann man sich noch für verschiedene – teilweise relativ neue – Methoden entscheiden, die eine eventuelle Einnistung begünstigen sollen. So gibt es zum Beispiel das Assisted Hatching. Dabei wird mit einem Infrarotlaser eine kleine Einkerbung an die Eihülle gemacht – wirklich nur an der Hülle, der Embryo bleibt unversehrt. Diese „Sollbruchstelle" soll dem Embryo beim Schlüpfen helfen, die Eihülle leichter verlassen zu können, damit er sich auf den Weg zur Einnistung in die Gebärmutterschleimhaut machen kann. Bei Kryokonservierungen wird diese kleine Hilfestellung gern gegeben, oder wenn bereits mehrere erfolglose Embryotransfers stattfanden. Man kann es quasi wie ein „Extra" betrachten, das man dazuwählen kann, wenn man möchte beziehungsweise es im individuellen Fall sinnvoll erscheint.

Des Weiteren gibt es auch noch den sogenannten EmbryoGlue®. Als ich den Begriff zum ersten Mal hörte, musste ich schmunzeln. Was genau will man mir damit zusammenkleben? Der EmbryoGlue® enthält Hyaluronan und Albumin (menschliches Protein), welche die Bedingungen in der Gebärmutter optimal simulieren sollen. Das Transfermedium (so nennt man diese „Extras") soll dem Embryo das Einnisten erleichtern. Es gibt verschiedene Studien, die einen leichten, aber nicht erheblichen Vorteil des EmbryoGlue® gegenüber anderer Transfermedien aufzeigen. Ich habe bisher immer den EmbryoGlue® gewählt, bei mir kam es bisher zu keinem positiven Ergebnis. Das kann bei euch aber ganz anders aussehen. Ihr wisst ja: Individualität ... und einen Erfolg kann uns leider kein Hilfsmittel im Voraus garantieren ...

Wie bei jedem Behandlungsschritt wird euch auch hier euer Arzt beraten, ob die Unterstützung durch ein Transfermedium sinnvoll ist.

Frau Dr. Seehaus über die „Extras": *Für keines der „Extras" ist ein Benefit, das heißt eine höhere Wahrscheinlichkeit auf Geburt eines Kindes, eindeutig bewiesen. Möglicherweise profitieren einzelne Paare von zusätzlichen Maßnahmen, aber es ist bisher eben nicht gelungen, hier klare Patientenkollektive zu definieren.*

Wie läuft der Embryotransfer ab?

Wie auch immer ihr euch entschieden habt – IVF, ICSI, Transfer am dritten, vierten, fünften Tag, mit oder ohne Extras – jetzt steht der große Tag an! Bei einigen Frauen wird bis zum Transfer und auch für die Zeit danach noch Progesteron gegeben, damit die Gebärmutterschleimhaut schön aufgebaut und bereit für eine mögliche Einnistung ist. Hormone über Hormone, die können einen ganz schön empfindlich machen. Aber keine Sorge, es ist normal, aufgeregt zu sein! Ich war es jedenfalls.

Vor dem Transfer bekommt man in einigen Kinderwunschkliniken ein Foto der befruchteten Eizelle gezeigt. Das hat mir damals viel bedeutet und ich habe es immer noch in meiner Kiwu-Erinnerungskiste. Es ist wirklich Wahnsinn, wie so eine kleine Zelle aussieht und dass daraus ein vollständiges Leben entstehen kann. Bei der Erinnerung an dieses Bild und die Gedanken, die ich in dem Moment hatte, bekomme ich jedes Mal wieder Gänsehaut – selbst, wenn es damals kein positives Ende bei mir gab. Kommen wir jetzt aber mal zur Sache: Der Embryotransfer findet ohne Narkose oder Betäubung statt. Unter Ultraschallsicht wird ein Katheter über die Vagina in die Gebärmutterhöhle gelegt. Sobald „alles gut sitzt", kommt der Biologe beziehungsweise die Biologin hinzu und führt die Flüssigkeit mit den befruchteten Eizellen über den Katheter direkt in die Gebärmutterhöhle. Je nach Qualität des Ultraschallgeräts könnt ihr es sogar mitverfolgen und bekommt am Ende ein Ultraschallbild mit einem süßen, kleinen Pünktchen. Insgesamt ist es mit circa fünf Minuten kein langer Eingriff. Das Schmerzlevel wird sehr unterschiedlich empfunden. Meine Empfindungen kennt ihr ja nun und in meinem Bekanntenkreis gab es dazu die unterschiedlichsten Aussagen. Aber bei einer Sache sind wir uns alle einig: Spätestens in dem Moment, wenn die befruchtete Eizelle – das minikleine Leben – in Richtung Gebärmutter schwimmt, ist jedes kleine oder große Zipperlein vergessen. Nach dem Embryotransfer könnt ihr direkt aufstehen oder noch kurz ruhen – entscheidet hier ganz nach eurem Gefühl.

> **Betroffene Laura M.:**
> *Den Embryotransfer habe ich als sehr klinisches und steriles Erlebnis in Erinnerung – im großen Gegensatz zur Eizellentnahme. An diesem Tag kamen alle Hoffnungen und Ängste zusammen. Ich wollte, dass der Eingriff schnell vorübergeht, und gleichzeitig doch so lange wie möglich dieses kurze Gefühl von „ich bin schwanger, egal, ob es Stunden oder Tage bleibt" genießen. Denn zu diesem Zeitpunkt glaubte ich selbst nicht daran, wirklich schwanger zu bleiben. Mein Partner begleitete mich zum Transfer und verfolgte auf dem Ultraschall den Vorgang. Heute sagen wir gern, dass nur wenige Väter ihre Kinder so bald sehen. Leider habe ich den Vorgang übersehen, weil der Arzt sehr schnell gearbeitet hat. Da unser Umfeld nicht weiß, dass wir nur durch Unterstützung Kinder bekommen können, fühlte ich mich sehr einsam. Der restliche Tag verging wie jeder andere. Wir verhielten uns, als wären wir nur einkaufen gewesen, was im Nachhinein irgendwie traurig war, weil wir das große Glück hatten, dass dieser Transfer quasi der „Geburtstag vor dem Geburtstag" unserer Tochter war.*

Ich würde die Zeit nach dem Embryotransfer als die anstrengendste Zeit betrachten. Gar nicht mal unbedingt körperlich, da hat man vorher einiges mehr zu tun gehabt – jedoch psychisch. Wieder so eine Phase, in der wir ausharren müssen und uns Gedanken über Gedanken machen. Zwei Wochen warten ... echt jetzt?! Leider ja, und ich glaube, ich übertreibe nicht, wenn ich sage: Diese zwei Wochen kommen einem vor wie ein ganzes Jahr! Pausenlos denkt man an das ungeborene Leben im Bauch und stellt sich vor, in welchem Stadium es sich gerade befindet. Jede Sekunde hofft man, dass sich der kleine Kämpfer oder die kleine Kämpferin schön weiterentwickelt. Und definitiv achtet man verstärkt darauf, wie man sich verhält, was man sich zumutet, was man isst, trinkt und so weiter. Was ist richtig, was ist falsch? Wie kann ich dem Embryo helfen oder womit gefährde ich die Sache vielleicht? Es gibt unterschiedliche Empfehlungen, aber ich rate euch, hört vor allem auf euer Gefühl. Wenn euch etwas zu anstrengend ist, dann lasst es sein. Heiße Bäder, Sauna – alles, was verstärkt auf den Kreislauf geht, kommt wahrscheinlich nicht so gut in der Zeit. Meistens sind ja noch Hormone im Spiel, die wir einnehmen, und dadurch fühlen wir uns oft eh schon schlapp genug. Klar ist, dass das Glas Wein in den zwei Wochen eher ausgelassen werden sollte. Denn grundsätzlich könntet ihr ja schwanger sein, und meine Beobachtung war: Ich verhielt mich in den zwei Wochen auch so. Kennt ihr das Gefühl? Komisch, nicht wahr? Sex ist übrigens erlaubt und soll sich sogar positiv auswirken, fragt mich nicht, wieso. Aber wenn euch danach ist: Go for it! Das Fiese ist letztlich, dass man es eigentlich gar nicht wirklich beeinflussen kann ... Man hört ja immer: „Alles oder nichts", also entweder es bleibt oder leider nicht.

Kommentar Frau Dr. Seehaus: *Ich würde sagen, ob ein Embryo sich einnistet oder nicht, ist wirklich pure Biologie. Da spielen unendlich viele Faktoren eine Rolle, die wir nur zu einem winzigen Bruchteil kennen, geschweige denn gezielt beeinflussen können. Ob Embryo und Gebärmutterschleimhaut im jeweiligen Zyklus die Power haben, miteinander Kontakt aufzunehmen und eine Einnistung des Embryos stattfindet, diese Fähigkeit steckt allein in den Zellen. Sie können es oder sie können es nicht. Und das kann von Zyklus zu Zyklus und von Embryo zu Embryo unterschiedlich sein.*

Ich bin mir ganz sicher, ihr wisst, was gut für euch ist. Die vielen Gedanken und Sorgen sind absolut normal, die kann euch kaum nehmen. Notiert sie euch, sprecht mit eurem Partner und vor allem: Stellt eurem Arzt jede Frage. Die zwei Wochen sind anstrengend genug und die Geduld wird da mächtig auf die Probe gestellt. Darum ist es umso wichtiger, auf eure Bedürfnisse zu achten, immerhin tragt ihr schon „etwas" in euch. Wenn ihr Glück habt, könnt ihr bereits nach zwölf Tagen ins Kinderwunschzentrum zum Bluttest gehen. Dort wird der hCG-Wert bestimmt, um festzustellen, ob eine Einnistung stattgefunden hat oder nicht. Klar, ihr könnt auch so oft ihr wollt zu Hause selbst testen. Es gibt einige Frauen, die ab der Einnistung täglich testen. Manche fangen ein paar Tage vor dem Termin im Kiwu-Zentrum schon an, andere wiederum warten bis zum Bluttest. Richtig oder falsch gibt es auch hier nicht. Entscheidet selbst, womit ihr euch wohlfühlt. Wenn ihr gerade oder in naher Zukunft an diesem Punkt seid, wünsche ich euch von Herzen ein positives Ergebnis. Doch falls euer Ergebnis nicht positiv ausfällt, dann seht den Zyklus als eine Erfahrung an und die „nächste Runde" als neue Chance, euren Wunsch zu erfüllen – auch wenn die Enttäuschung groß ist. Ich kenne das Gefühl nur zu gut.

Ganz zu Beginn habe ich ja von einem kurzen Antagonistenprotokoll gesprochen. Daneben gibt es noch das lange Agonistenprotokoll, bei dem die hormonelle Behandlung länger und auch etwas anders durchgeführt wird und meistens mit einer Downregulierung beginnt. Das bedeutet, der Hormonhaushalt wird erst einmal heruntergefahren. Um das zu erreichen, kommen sogenannte GnRH-Agonisten zum Einsatz. Ich habe es in der Erzählung meiner persönlichen Geschichte schon angesprochen: Mittels Hormonspritzen oder Nasenspray wird die Frau für kurze Zeit „künstlich in die Wechseljahre versetzt". Mit den GnRH-Agonisten fängt man circa eine Woche nach dem Eisprung, zwischen dem 20. und 23. Zyklustag, an. Je nach Präparat wird zunächst die Wirkung abgewartet und zu Beginn der Periode beginnt die eigentliche Stimulation – so wie ihr sie bereits kennt. Ich habe mir das vor meiner Downregulierung so vorgestellt, als würde man „einen PC herunterfahren, um ihn dann komplett neu zu starten". Die Nebenwirkungen der GnRH-Agonisten (sofern ihr welche bekommt) treten etwa zwei Wochen nach Beginn der Therapie ein. Vorher blutet ihr in der Regel noch mal ab und dann verschwinden die Hormone allmählich aus dem Körper – wobei sie medizinisch gesehen nicht so einfach „verschwinden". Welches Protokoll für euch infrage kommt, besprecht ihr natürlich mit eurem Arzt, um die jeweiligen Vor- und Nachteile zu erwägen.

Betroffene Anne-Marie:
Ich habe ganz stark auf Zoladex® (Präparat zur Downregulierung des Hormonhaushalts) reagiert. Die Nebenwirkungen waren heftig – extreme Hitzewallungen, Stimmungsschwankungen und Scheidentrockenheit haben mir das Leben schwergemacht. Nach 14 Tagen fing ich mit den Spritzen an, die mich quasi wieder hochgefahren haben.

Die Kryokonservierung

Der Begriff Kryokonservierung ist im Buch zuvor bereits aufgetaucht, und das nicht nur, weil ich dieses Verfahren schon einige Male selbst gemacht habe, sondern auch, weil es für viele andere Frauen ein wichtiges Stichwort ist. Kryokonservierung bedeutet, dass die Eizellen oder auch die Spermien eingefroren werden. Das geschieht mit flüssigem Stickstoff bei minus 196° C. Ganz schön kalt! Wieso macht man das? Dafür gibt es viele Gründe. Krebserkrankungen gehören beispielsweise dazu. Zum Schutz der Fruchtbarkeit vor der Krebstherapie können Spermien, unbefruchtete Eizellen, Eierstock- und Hodengewebe eingefroren werden, und einiges mehr. Es ist wirklich erstaunlich, was in dem Bereich heutzutage alles möglich ist.

Für die Kryokonservierung werden manchmal sogar über mehrere Zyklen Eizellen gesammelt, das nennt man Sammelzyklus.

Was ist eine Überstimulation?
Eine Überstimulation ist erkennbar an sehr stark vergrößerten Eierstöcken, Bauchschmerzen und Wassereinlagerungen. Sie geht teilweise auch mit Kreislaufbeschwerden, Atemnot und Durchfällen einher. Und das Blut wird „dicker". Für einen Reproduktionsmediziner ist es nicht immer einfach, eine Überstimulation sicher zu vermeiden, da jede Patientin anders auf die ausgewählte Dosis reagiert. Eine Überstimulation sollte man nicht auf die leichte Schulter nehmen, denn in schweren Fällen kann sie zu einer Lungenembolie führen. Grundsätzlich hat eine Überstimulation aber keine Auswirkungen auf den Embryo. Sie ist nur leider sehr unangenehm für die Frau.

Betroffene Michelle W.:
Mein zweiter Versuch der IUI wurde von einer neuen Ärztin innerhalb der Praxis begleitet, zu Beginn noch unter „Anleitung" meines bisher behandelnden Arztes. Wie ihr ja bestimmt wisst, ist es beim PCOS oft so, dass man extrem viele Eibläschen produziert, die aber aufgrund des fehlenden Zyklus nicht „springen". Ich habe mit einer sehr geringen Dosis Pergoveris® angefangen und war zwei- bis dreimal die Woche zur Sono. Insgesamt habe ich 36 Tage gespritzt. Am Anfang hat sich nicht so viel getan, aber aus der Erfahrung der ersten Stimulation wusste ich, wenn eine bestimmte Größe erreicht ist (circa 12–15 mm), brauche ich nur noch eine „Dosis" und dann sind ein bis zwei Eierchen reif.

Ich war freitags zur Sono bei der neuen Ärztin und einige Bläschen waren schon recht reif, aber noch nicht bei den gewünschten 20 mm. Sie hat mir auf meinen Spritzenplan geschrieben, dass ich Freitag 125 i.E., Samstag und Sonntag 150 i.E. spritzen soll. Als ich die Werte sah, sagte ich ihr direkt, dass das zu viel wäre. Sie sprach es mit meinem Arzt ab, erwähnte im Gespräch aber ein wichtiges Detail nicht: Fünf bis sechs Eier waren schon größer. Unzureichend informiert, gab mein Arzt sein Einverständnis und ich dachte mir letztendlich: Die werden schon wissen, was sie machen!

Sonntagmorgen bin ich aufgestanden und mein Blähbauch war noch mal größer als am Vortag. Ich hatte schon ziemliche Schmerzen beim Toilettengang und beim Aufstehen allgemein. Trotzdem gab ich mir die letzte Spritze noch, aus Angst, dass ich es sonst „versaue". Montag war ich dann wieder zur Sono und natürlich ist das Geahnte eingetreten. Über 20 Bläschen waren reif, einige sogar über 30 mm! Mein Arzt nahm mich in den Arm und entschuldigte sich. Aber es war natürlich trotzdem ein absoluter Schock. Die Auslösespritze danach hat mir endgültig den Rest gegeben. Ich hatte solche Schmerzen. Meine Eierstöcke waren auf beiden Seiten dreimal so groß wie normal. Für mich persönlich kommt diese Variante mit PCO nicht noch einmal infrage. Das Risiko der Überstimulation ist so groß und einfach viel zu schwer zu kontrollieren. Auch der lange Zeitraum des Spritzens war für mich der absolute Horror. Jeder Termin, an dem noch nichts passiert war, war ein Schlag ins Gesicht.

KAPITEL 6

Und wer bezahlt den ganzen Spaß?

Privatzahler oder Kostenübernahme durch die Krankenkasse?

Die Kostenübernahme ist für gesetzlich Versicherte in unserem Sozialgesetzbuch (§ 27a SGB V) Künstliche Befruchtung wie folgt geregelt: Die versicherte Person muss das 25. Lebensjahr vollendet haben. Frauen dürfen nicht über 40 Jahre und Männer nicht über 50 Jahre alt sein. Außerdem muss ärztlich festgestellt werden, dass diese Maßnahmen notwendig sind. Okay, so weit sehe ich das alles ja noch ein, aber dass man verheiratet sein muss, empfinde ich als diskriminierend! Ich bin mit 21 Jahren unerwartet mit dem Kinderwunsch konfrontiert worden und war aus medizinischen Gründen früher als geplant gezwungen, mich mit meinem Kinderwunsch auseinanderzusetzen. Und jetzt soll ich mir auch noch vom Gesetzgeber vorschreiben lassen, wann ich heirate? Wenn ich heirate, dann möchte ich dies aus Liebe zu meinem Partner tun und nicht, weil der Gesetzgeber mich aus finanziellen Gründen dazu nötigt. Nun haben Sargis und ich das große Privileg, uns das alles leisten zu können, aber mir ist wohl bewusst, dass Geld nicht auf Bäumen wächst und die meisten Paare nicht wissen, wie sie die Mittel dafür aufbringen sollen. Außerdem möchte auch nicht jedes Paar zwangsläufig heiraten, manche haben ganz einfach den Wunsch, unverheiratet ein Paar zu sein.

Leider kommt auch noch hinzu, dass die Krankenkassen – jedenfalls die gesetzlichen – nur 50 Prozent der Kosten des Behandlungsplans übernehmen. Informiert euch hier am besten über die Unterschiede der einzelnen Krankenkassen. Auch die Sonderleistungen variieren und es kann sich zwischenzeitlich immer etwas ändern. In der Regel übernimmt die gesetzliche Krankenkasse das Erstgespräch, die Termine vor Behandlungsbeginn sowie die Diagnostik.

Die privaten Krankenversicherungen handhaben das anders: Voraussetzung ist hier der Nachweis, dass aufgrund einer Erkrankung medizinisch eine künstliche Befruchtung erforderlich ist und eine hinreichende Erfolgsaussicht für die Behandlung besteht. Dabei kann es zwischen der privaten Krankenversicherung und dem Versicherten zum Streit kommen, ob eine Erkrankung nachgewiesen wurde oder ob eine ausreichende Erfolgsaussicht für die Behandlung besteht.

Antrag an die Krankenkasse – was brauche ich?

Das Papierchaos beginnt, yippie! Am besten sprecht ihr darüber noch vor der Behandlung mit eurem Kinderwunschzentrum. Wir wurden immer ganz toll unterstützt. Von eurem Kiwu-Zentrum bekommt ihr für die gesetzliche Krankenkasse vor Behandlungsbeginn zunächst einen Behandlungsplan und in diesem ist meistens auch der Kostenvoranschlag enthalten. Für die Krankenkasse ist beides sehr wichtig. Dann benötigt ihr die Arztbriefe, die eure Diagnose enthalten, falls ihr eine habt. Wenn keine genaue Diagnose vorliegt, schreiben die Kinderwunschzentren meistens einen ausführlichen Brief. In diesem steht alles rund um eure Behandlung und wieso sie gemacht werden muss. Der Brief soll der Krankenkasse deutlich aufzeigen, dass die Behandlung notwendig ist, um euren Kinderwunsch zu erfüllen. Ich erwähnte bereits, wie wichtig es ist, sich in dem Kinderwunschzentrum wohlzufühlen – dies kommt auch hier wieder zum Tragen. Es geht um viel Geld und zudem ist die ganze Angelegenheit mit intensiven Emotionen verbunden. Hier solltet ihr klar das Gefühl von Unterstützung vermittelt bekommen und euch nicht scheuen, Fragen zu stellen. Ihr könnt das Schreiben des Kiwu-Zentrums auch noch mal gemeinsam mit eurem Arzt beziehungsweise eurer Ärztin durchgehen. Schließlich müsst ihr dann nur noch den Antrag schreiben. Ein Zweizeiler reicht hier meistens aus: „Hiermit stelle ich einen Antrag auf Kostenübernahme unserer Kinderwunschbehandlung." Gemeinsam mit all euren Unterlagen sendet ihr diesen zu eurer Krankenkasse und dann heißt es: abwarten und Tee trinken.

In der privaten Krankenversicherung werden oft noch weitere Unterlagen angefordert, so beispielsweise der aktuellen Hormonstatus, Befunde über eine mögliche Eileiterprüfung und so weiter. Welche Unterlagen die Versicherung zur Prüfung verlangt, sollte man zur Vermeidung von Verzögerungen im Voraus abklären. Dass einige Versicherungen die Anforderung von Unterlagen nutzen, um den Behandlungsbeginn zu verzögern, ist offensichtlich. Grundsätzlich muss der privat versicherte Patient nicht auf die Zusage der Krankenversicherung warten (anders als in der GKV). Jedoch trägt der Versicherte dabei das Risiko, dass er die Behandlung bezahlen muss und (noch) keine Erstattung von der Versicherung bekommen hat. Aufgrund der Kostenbelastung warten dann doch viele Privatversicherte auf die Zusage der Versicherung, was vereinzelte Versicherungen dann auch zu ihrem Vorteil ausnutzen.

Die Zeit des Wartens

Zugegeben, Geduld ist nicht meine Stärke und so hat mich die Zeit des Wartens auf eine Antwort von der Krankenkasse ehrlich gesagt belastet – obwohl ich mir schon relativ sicher war, dass sie nichts übernehmen würden. Mein Tipp: Lenkt euch ab, tut euch etwas Gutes, geht zu Massagen und bereitet euch einfach schon mal gedanklich auf die anstehende Kinderwunschbehandlung vor.

Darf man schon mit der Behandlung beginnen, während der Antrag geprüft wird? Ich empfehle euch – wenn ihr gesetzlich versichert seid –, vorab mit eurer Krankenkasse zu sprechen. Wichtig ist in jedem Fall, dass ihr den Antrag eingereicht habt, bevor ihr irgendetwas startet.

Widerspruch einlegen

Sollte euer Antrag bei der gesetzlichen Krankenkasse abgelehnt werden, legt Widerspruch ein. Dieses Recht habt ihr und ich empfehle euch, es zu nutzen! Widerspruch einzulegen geht sehr einfach und oft bekommt ihr dabei sogar Hilfe von eurer Krankenkasse. Denn der Widerspruch geht an den MDK, den Medizinischen Dienst der Krankenversicherung. Optimal ist es, dazu eure Unterlagen um ein neues Schreiben eures Kinderwunschzentrums zu ergänzen – natürlich fügt ihr auch alle neuen Diagnosen etc., die in der Zwischenzeit eventuell hinzugekommen sind, bei. Je deutlicher aus den Unterlagen hervorgeht, dass die Behandlung wirklich notwendig ist, desto besser. Ich betone es noch einmal: Fühlt euch wohl mit eurem Kinderwunschzentrum, habt keine Scheu, eine Bitte zu formulieren. Die Kinderwunschzentren haben in der Regel viel Erfahrung und können euch eine Stütze sein.

Unverständnis von hier bis nach Meppen

Das Kinderwunschthema ist eine sehr emotionale Sache und es ist eine zusätzliche Belastung, sich damit herumzuschlagen, Kosten für sein Wunschkind erstattet zu bekommen. Oft fühlt man sich in einer solchen Situation ungerecht behandelt und denkt Dinge wie: Menschen, die ohne medizinische Behandlung Kinder bekommen, müssen doch auch nicht vor ihrer Krankenkasse zu Kreuze kriechen. Klar, die Krankenkasse ist an die Richtlinien unseres Sozialgesetzbuchs gebunden und die Kosten für eine Kinderwunschbehandlung sind immens – natürlich muss es da ein Prüfsystem geben. Ich habe wirklich immer versucht, beide Seiten zu sehen, und dennoch: Das Gefühl von Ungerechtigkeit war einfach da, als mein Antrag abgelehnt wurde. Erst war ich eingeschnappt und wollte gar nichts tun. Dann aber dachte ich mir: Ich kämpfe – für mich und vielleicht auch für andere. Ich wollte das ganze System aufbrechen und wollte es nicht auf sich beruhen lassen.

Also bat ich mein Kinderwunschzentrum um Hilfe. Wirklich tolle Arztbriefe haben sie für mich angefertigt und alles getan, was geht. Zusammen mit dem Widerspruchsschreiben habe ich alles zu meiner Krankenkasse geschickt. Die Entscheidung des MDK kann durchaus eine Weile dauern, manchmal sogar mehrere Monate – das wurde mir sogleich gesagt. Geduld ist mal wieder gefragt. Geduld, die ich ja nie und noch weniger hatte, seit ich wusste, wie schwer es für mich war, an gute Eizellen zu gelangen. Ich habe für jede weitere Behandlung einen Antrag und Arztbriefe geschickt. Eine lästige Angelegenheit, doch mir war es den Aufwand wert. Ich wollte für mich kämpfen! Es dauerte ungefähr ein halbes Jahr, bis ich eine Antwort vom MDK erhielt. Obwohl die Behandlungen deutlich zeigten, wie notwendig das Ganze ist, hatte der Medizinische Dienst dafür taube Ohren. Meine Endometriose wurde nicht ernst genommen und mein Kinderwunsch auch nicht. Obwohl ich eine solche Reaktion geahnt hatte, war trotzdem ein kleiner Funken Hoffnung in mir gewesen.

Bei den privaten Krankenversicherungen hängt es vielfach davon ab, wo ihr versichert seid. Wenn ihr das Pech habt, bei einer Krankenversicherung zu sein, die nur an ihre Kosten denkt, dann kommt neben Unverständnis auch eine nicht besonders objektive Prüfung der Behandlungsunterlagen dazu. Ein Kampf, bei dem man teilweise nur mit juristischer Unterstützung weiterkommt.

Mein Kampf mit den Behörden

Nun war der abgelehnte Widerspruch also da. Neben der Ablehnung bekommt ihr übrigens noch ein Gutachten. Man sollte ja meinen, dass ein Facharzt mit einem gewissen Know-how dieses Gutachten erstellt. Ihr wisst ja, ich bin immer sehr ehrlich, und wenn ich mich über etwas aufrege, versuche ich wirklich, gerecht dabei zu bleiben. Wie ich es auch drehte und wendete, es fiel mir wirklich schwer, zu glauben, dass ein in Endometriose und Kinderwunschthemen erfahrener Gynäkologe dieses Gutachten erstellt und diese Entscheidung getroffen hatte. Zu gern würde ich hier das ganze Schreiben darstellen, doch das geht leider nicht. Die Kernaussage in meinen Worten zusammengefasst: Die Endometriose wie auch der AMH-Wert könnten sich angeblich in den nächsten Jahren noch verbessern, daher sähen sie keine Notwendigkeit einer Kinderwunschbehandlung. Aha, das ist ja interessant ...

Gehen wir also die Fakten noch einmal der Reihe nach durch: Endometriose ist eine chronische Krankheit? Richtig! Der AMH-Wert kann schwanken? Ja, minimal, aber keinesfalls in utopische Bereiche, und wie wir wissen, ist mein AMH-Wert unterirdisch! Die Ärztin, die mein Gutachten gestellt hat, würde ich gern mal mit in meine gynäkologische Sprechstunde einladen. Offenbar hat sie Aufklärung bitter nötig. Irgendwie hatte ich schon fast den Gedanken, dass in meinem Fall willkürlich entschieden wurde. Wie auch immer, es ist ein leidiges Thema mit den „nicht sichtbaren Krankheiten". Ich kenne diesen Kampf gegen Windmühlen nur zu gut im Zusammenhang mit meiner Endometriose und ebenso ist auch die primäre Sterilität nun mal nichts, das man von außen erkennt.

Zum Leidwesen aller Betroffenen führt das in vielen wichtigen Lebensbereichen immer wieder dazu, dass wir nicht ernst genommen werden – wie zum Beispiel hier, wo wichtige Gutachten erstellt werden, mit denen alles stehen und fallen kann. Ich habe sogar ein persönliches Gutachten angefragt, aber no chance! Zuerst habe ich einfach nur geweint vor lauter Enttäuschung, dann vor Zorn. Ich war so sauer auf unser System und regelrecht auf Krawall gebürstet. Schließlich sucht sich doch niemand aus, mit Erkrankungen und/oder einem unerfüllten Kinderwunsch konfrontiert zu werden! Der MDK hat die Möglichkeit, in Sonderfällen individuell zu entscheiden, und die Kryokonservierung ist ein Sonderfall und laut meines Kinderwunschzentrums wird diese Maßnahme nicht häufig in Anspruch genommen. Aber weder die Kryo noch die darauffolgenden ICSIs, der Embryotransfer oder all meine Inseminationen sind bezahlt worden. Alle Anträge wurden abgelehnt. Ich bin unter 25, wir sind nicht verheiratet und auch nicht bei derselben Krankenkasse. Akte raus, Stempel drauf, Akte zu, Schublade zu.

Enttäuscht, wie ich damals war, wollte ich natürlich Himmel und Hölle in Bewegung setzen. Mein Stiefvater ist Anwalt und sagte etwas von wegen „anfechten kann man immer alles". Also suchte ich einen Anwalt, der auf Kinderwunschrecht spezialisiert ist. Schon allein, dass es diese überhaupt gibt, zeigt ja, wie vielen Frauen und Paaren es ähnlich geht. Zugegeben, ich war etwas aufgeregt und hatte keine Ahnung, was da auf mich zukam. Mit Rechtsstreitigkeiten hatte ich bisher nichts am Hut gehabt. Ich nahm all meinen Mut zusammen, um den Anwalt anzurufen und meine Möglichkeiten zu erfahren – wenn ich denn überhaupt noch welche hatte.

> **Philipp Alexander Wagner, Kinderwunschrechtsanwalt:**
> *Die gesetzlichen Regelungen für Kinderwunschpatienten sind unfair und hart. Da die gesetzlichen Regelungen zu den Altersgrenzen und zum Bestand einer Ehe auch von der Rechtsprechung bestätigt wurden, wäre dringend eine Gesetzesänderung erforderlich. Leider haben Kinderwunschpatienten in der Politik keine ausreichende Lobby.*
> *Wo liegen meine Rechte und Handlungsmöglichkeiten?*

Die Kostenerstattung für gesetzlich Versicherte ist in § 27a SGB V in Verbindung mit den Richtlinien zur künstlichen Befruchtung geregelt. Hingegen gelten für privat Versicherte der jeweilige Versicherungsvertrag und dessen Tarifbedingungen. Bei Beamtinnen und Beamten gibt es dann noch ergänzend die Beihilfe. Bei der Beilhilfe ergibt sich die Kostenerstattung aus den jeweiligen gesetzlichen Regelungen des Dienstherrn.

Auch die Erstattungsprinzipien der gesetzlichen und privaten Krankenversicherung sind sehr unterschiedlich. In der gesetzlichen Krankenversicherung gilt das sogenannte Körperprinzip, d.h. es werden nur die Kosten für den Versicherten übernommen. Hingegen ist in der privaten Krankenversicherung das sogenannte Verursacherprinzip maßgebend, d.h. es werden sämtliche medizinisch erforderlichen Kosten für die Behandlung übernommen, wenn eine Erkrankung vorliegt und nachgewiesen werden kann. Aufgrund der Vielzahl an rechtlichen Möglichkeiten sollte im Zweifelsfall eine Prüfung durch einen spezialisierten Rechtsanwalt erfolgen. Sinnvoll ist es dabei, sich einen Anwalt zu suchen, welcher vertiefte Kenntnisse im „Kinderwunschrecht" hat. Eine ausreichende Empathie der Anwältin beziehungsweise des Anwalts sollte auch sichergestellt sein. Ein – in der Regel unverbindliches – Telefonat kann dabei helfen, sich einen persönlichen Eindruck zu verschaffen.

Tipp: Aus Fehlern lernt man – Rechtsschutzversicherung abschließen!

Da ich wie gesagt bis dato keinerlei Berührungspunkte mit diesem Thema hatte, hatte ich auch keine Rechtsschutzversicherung. Die hätte ich besser mal rechtzeitig abgeschlossen, denn damit wäre mir die Entscheidung leichter gefallen, ob ich mir einen Rechtsstreit antun sollte oder nicht. Eine Rechtsschutzversicherung ist wirklich gar nicht so teuer und ich empfehle euch dringend, eine abzuschließen. Diese greift ja nicht nur bei Kinderwunsch, sondern wird euch vielleicht auch in anderen Fällen nützlich werden. Wie bei allen Versicherungen greift die Rechtsschutzversicherung nicht bei einem laufenden Fall. Erkundigt euch einfach, was für euch sinnvoll ist.

Wie viel Stress bringt was und wann sollte man nachgeben?

Das war ein großes Thema zwischen Sargis und mir, aber genauso auch zwischen mir und meiner Familie. Ich habe mich umfassend von Herrn Rechtsanwalt Wagner beraten lassen und sogar eine Pro- und Kontraliste geführt. Mir persönlich ging es irgendwann weniger um die Kostenübernahme als um den Kampf. Ein positiv ausgehender Fall hätte vielleicht eine Wirkung auf ähnliche Fälle gehabt und für andere Frauen und Paare zukünftig etwas verändert. Jedoch nicht nur der Anwalt versicherte mir, dass ein Rechtsstreit schwer werden würde. Auch mein Bauchgefühl schlug warnend Alarm. Termine beim Sozialgericht wahrnehmen bedeutete weiteren Stress und noch mehr Kosten. Im Hinblick auf die Kinderwunschbehandlung und meine Endometriose hatte ich Sorge, dass ich mir damit zu viel zumutete – auch Sargis und der Rest meiner Familie rieten mir davon ab, mir so einen Brocken auf die Schultern zu laden.

Im Nachhinein bin ich allen dankbar, die mich „im Zaum gehalten" haben. Mich mit dem Krankenkassenmonster anzulegen, hätte ich psychisch wahrscheinlich nicht so gut weggesteckt. Zum Glück gibt es ja Kinderwunschrechtsanwälte, die euch mit Erfahrung und Expertise zur Seite stehen können. Hätte ich nicht recherchiert damals, wäre ich nicht auf einen solchen Anwalt gestoßen. Für mich war die rechtliche Beratung eine wichtige Stütze, weshalb ich auch euch auf dieses Thema aufmerksam machen möchte. Schaut auf euch, vergesst euch und eure Beziehung in der ganzen Aufregung nicht. Sosehr ihr auch leidet und so ungerecht euch vieles manchmal vorkommt, verbeißt euch nicht in diese Angelegenheit – so wie ich es fast getan hätte. Kommuniziert alles mit eurem Partner, macht euch gezielt Gedanken, notiert diese vielleicht sogar, wenn euch das das hilft. Fragt euch: Können wir einen Streit stemmen? Emotional wie auch finanziell? Können wir Anwalts- und Verfahrenskosten zusätzlich zu den Kosten der Kinderwunschbehandlung tragen? Und bei Verlust des Streitfalls noch die Kosten der Gegenpartei (Krankenkasse)? Herr Wagner hat mir damals gesagt, dass viele Paare ohne Rechtsschutzversicherung das Geld lieber in einen weiteren Behandlungszyklus stecken – und dafür haben wir uns schließlich ebenfalls entschlossen. Ein Richtig oder Falsch gibt es hier natürlich wie immer nicht. Jeder muss für sich entscheiden, auf welchem Weg er seinen inneren Frieden findet.

Dass die Krankenkassen sich nicht immer querstellen, erzählt uns Anne-Marie:

Betroffene Anne-Marie:

Im Mai 2019 hatte ich meine erste Bauchspiegelung, weil ich eine große Zyste an einem meiner Eierstöcke hatte. Bei der OP wurden Endometrioseherde erkannt und entfernt. Bis dato wusste ich nicht, dass ich Endometriose habe. Offiziell wurde es vom Chirurgen auch nicht bestätigt. Nach der OP wurde mir in dem Zusammenhang ans Herz gelegt, nicht mehr allzu lang mit dem Kinderwunsch zu warten. Mein Partner und ich ließen von dem Zeitpunkt an direkt die Verhütung weg. Bei der OP-Nachkontrolle wurde wieder eine Zyste festgestellt. Standardmäßig warteten wir drei Monate, ob sie von allein weggehen würde. Im Kontrolltermin hierzu wurde dann eine Schwangerschaft festgestellt, was uns überraschte, weil ich durchgehend starke Blutungen hatte. Es war ein Auf und Ab der Gefühle, vor allem, nachdem wir in der 7. SSW den Herzschlag gehört hatten. Die Blutungen nahmen in den nächsten Wochen etwas ab, aber schon beim nächsten Ultraschall war kein Herzschlag mehr zu hören.

Ich ging sofort ins Krankenhaus. Wir waren unendlich traurig. Als ich wieder etwas fitter war, widmete ich mich erneut meiner Zyste und der Endometriose. Was folgte, war wieder eine OP, Entfernung der riesigen Endozyste, und der Rat, uns Hilfe im Kinderwunschzentrum zu holen. Abgesehen von der Zyste, hatte ich noch mehr Verwachsungen im Unterleib beziehungsweise an den Eierstöcken, allerdings sollten diese vorerst nicht entfernt werden, da das Kinderkriegen dadurch noch mehr erschwert bis unmöglich werden könnte. Da mein Partner und ich zu dem Zeitpunkt schon verlobt waren, entschieden wir uns dazu, fix zu heiraten, damit wir finanzielle Unterstützung von unserer Krankenkasse bekommen.

Nervlich war ich zu der Zeit am Ende. Schon seit einigen Wochen bekam ich ein Mittel (Zoladex®) gespritzt, das mich künstlich in die Wechseljahre versetzte, um die Endometriose in Schach zu halten, und dann war auch noch Corona ausgebrochen und hat die Hochzeit und sämtliche Arztgänge erschwert. Statt in die Flitterwochen zu fahren, reichte ich unsere Eheurkunde beim Kiwu-Zentrum ein und bekam postwendend den Behandlungsplan für den Antrag bei der Krankenkasse zurück. Die Krankenkasse antwortete uns sehr schnell. Wir bekommen drei Versuche zu 100 Prozent unterstützt. Wir haben uns so sehr gefreut. Endlich ein Lichtblick! Damit konnte unsere Behandlung direkt starten. Also wieder Hormone runterfahren und nach 14 Tagen wieder hoch. Die Nebenwirkungen waren der Horror, aber ich wusste, wofür ich es tat: 15 Eizellen ließen sich schließlich entnehmen und vier davon befruchten. Zwei davon wurden mir eingesetzt und eine konnten wir einfrieren lassen. Und auch, wenn ich es nur ganz leise verrate, weil ich nach der ersten Fehlgeburt sehr ängstlich bin: Gerade schlagen zwei kleine Herzchen in meinem Bauch. Ich bin in der neunten Woche schwanger mit Zwillingen.

Privatzahler und was jetzt?

Wir sind bis heute Privatzahler, was letztlich für uns in Ordnung ist, weil wir es finanziell stemmen können. Dass ich mit dieser Regelung nie richtig meinen Frieden schließen werde, ist daher eher eine prinzipielle Sache. Ich kann nicht oft genug betonen, wie dankbar ich bin, dass wir uns die Behandlungen leisten können. Es macht mich aber wütend, in welch finanzielles Fiasko sich viele andere Paare in dieser Situation stürzen müssen, die diese Kosten nicht so einfach bezahlen können. Diese Paare bekommen zu ihrer belastenden Kinderwunschsituation gleich noch riesige finanzielle Sorgen aufgebürdet. Mal ehrlich: Hier läuft doch was falsch!

Wie stemme ich diese Kosten – soll ich einen Kredit dafür aufnehmen?

Woher das Geld nehmen? Das ist die Frage aller Fragen neben der natürlich unentwegt quälenden Fundamentalfrage, ob denn der Kinderwunsch in Erfüllung gehen wird. Man muss sich vorher gut überlegen, wie viele Rücklagen man in den Kinderwunsch investieren kann und will. So ist es zu Beginn ratsam, dass ihr eine Kostentabelle anlegt, die eure Einnahmen und Ersparnisse den Ausgaben gegenüberstellt. Ganz gleich, ob man es sich leisten kann oder nicht, ist ein Überblick sinnvoll, den verliert man nämlich schnell, wenn kleine und große Extraausgaben dazukommen, wie beispielsweise Vitaminpräparate, Anwendungen und Co.

Nicht selten nehmen Paare für die Kinderwunschbehandlung sogar einen Kredit auf. Die Behandlungskosten bedeuten oftmals Unsummen, die viele Betroffene nicht mal so eben auf der hohen Kante haben. Insofern muss eine solche „Investition" wohlüberlegt und gut kalkuliert sein und gern auch im Kiwu-Zentrum besprochen werden, denn das Schwierige bei der Entscheidung ist sicherlich auch, dass man nie vorhersagen kann, wie weit und wie lang die Kinderwunschreise geht. Benötigt man nur einen Versuch? Dann wird man die Kosten vielleicht gerade noch selbst stemmen können. Doch was, wenn es noch weiterer Behandlungsdurchgänge bedarf? Natürlich wünsche ich allen, die dieses Buch lesen, dass der Kinderwunsch sich gleich beim ersten Versuch erfüllt. Über Geld zu sprechen, ist für viele ein sehr privates Thema, manchen ist es einfach unangenehm und beim Kiwu ist dies obendrein sowieso ein immenser Stressfaktor. Dennoch müssen wir die Voraussetzungen so nehmen, wie sie sind, und versuchen, individuell eine gute Lösung zu finden. Sprecht mit eurem Bankberater oder mit eurer Familie. Entwickelt gemeinsam einen Plan und das am allerbesten schon im Vorfeld, damit der finanzielle Teil rechtzeitig geklärt ist und ihr eure ganze Kraft für die Behandlung habt.

KAPITEL 7

Add-ons zur Kinderwunschbehandlung

Vitamine, Ernährung, Lebenseinstellung

Wie im Vorwort schon erwähnt: Alles kann, nichts muss! Einige Dinge wird euch euer Kinderwunschzentrum bereits zu Beginn der Behandlung empfehlen. Ich finde, es ist immer sinnvoll und kann nicht schaden, sich vorab gut zu informieren. So könnt ihr am besten die für euch passenden Entscheidungen treffen und eure persönliche Kiwu-Reise gestalten.

Vitaminpräparate zur Unterstützung beim Kinderwunsch

Es gibt viele Kombipräparate. Sehr wichtig ist mir dabei, dass wir die Nahrungsergänzung als Teil des großen Ganzen betrachten und jeder individuell das für sich herausfindet und anwendet, was dem eigenen Körper guttut und auch wirklich benötigt wird. Ich halte es für unerlässlich, ärztlich ermitteln zu lassen, ob überhaupt etwas substituiert werden muss, und wenn ja, was.

Die meisten Kombipräparate haben generell einen ähnlichen Fokus in Bezug auf den Kinderwunsch:
- Vitamin C ist wichtig für unser Immunsystem.
- Vitamin E hat eine antioxidative Wirkung.

- Vitamin B1 wird auch Thiamin genannt und zählt zu den Mikronährstoffen. So trägt es zu einer normalen Funktion unseres Nervensystems bei.
- Vitamin B2 kann sich positiv auf Erschöpfungszustände auswirken.
- Pantothensäure, besser bekannt als Vitamin B5, ist entscheidend am Zellstoffwechsel beteiligt (u.a. bei der Bildung der Sexualhormone) und spielt eine wichtige Rolle bei der Entstehung des roten Blutfarbstoffs.
- Vitamin B6 und B12 sind wichtig für die Zellteilung und einen gesunden Homocysteinstoffwechsel.
- Folsäure ist wichtig in der Schwangerschaft und auch bereits während des Kinderwunschs.
- Vitamin D ist gut für unsere Stimmung. Ein Vitamin-D-Mangel kann schon mal auf die Laune schlagen, vor allem im Winter, wenn wir weniger Sonnenstunden am Tag haben. Außerdem trägt es zur Aufnahme und Verwertung von Calcium bei und ist äußerst wichtig für unser Immunsystem.
- Niacin ist am Energiestoffwechsel und an der Zellteilung beteiligt. Es trägt zur Erholung bei und ist wichtig für Herz und Verdauung. Da unser Körper es selbst herstellen kann, ist ein Mangel eher selten.
- Biotin ist vor allem bekannt als „gut für" Haut und Haar. Es kann aber auch einem Schwangerschaftsdiabetes vorbeugen.
- Zink unterstützt die Fruchtbarkeit.
- Magnesium wird häufig gegen Müdigkeit (und Kopfschmerzen) eingesetzt und ist wichtig für gesunde Knochen und Muskeln.
- Jod regelt unsere Schilddrüsenfunktion.
- Eisen trägt zur Bildung der roten Blutkörperchen und von Hämoglobin bei.
- Coenzym Q10 hat einen positiven Einfluss auf unsere Eizellen.
- Zusätzlich ist in den meisten Präparaten noch Omega 3 enthalten, welches ebenfalls beim Kinderwunsch und auch während der Schwangerschaft eine tragende Rolle spielt.

Natürlich gibt es im Detail noch mehr zu den Vitaminen zu sagen beziehungsweise weitere zu erwähnen. Die verschiedenen Kombipräparate unterscheiden sich inhaltlich teilweise leicht voneinander. Die gängigen Empfehlungen bei Kinderwunsch sind:
- Orthomol Natal
- Fertilovit F® (dieses gibt es auch speziell für PCO-, Endometriose- und Hashimotopatientinnen)
- SanaExpert Natalis® Pre

Auch hier gibt es natürlich diverse andere Produkte. Klärt zunächst ab, was ihr persönlich braucht, und dann schaut einfach, was euer Kinderwunschzentrum empfiehlt. Vielleicht habt ihr ja auch Bekannte, die euch einen Erfahrungsbericht zu dem einen oder anderen Produkt geben können. Ich nehme Fertilovit F® Endo – eben speziell für den Kinderwunsch mit Endometriose. Ich finde es super und alles Nötige ist enthalten. Diese Produkte sind natürlich ein zu bedenkender Kostenfaktor bei eurer Kinderwunschbehandlung. Selbstverständlich ist es eine ganz eigene Entscheidung, zusätzlich zur Ernährung Vitamine zu nehmen. Ich persönlich finde es nicht verkehrt. Vielleicht lasst ihr einfach einmal ein großes Blutbild erstellen, um nach Mängeln zu schauen und herauszufinden, in welcher Dosierung welches Vitamin sinnvoll ist. Besprecht auf jeden Fall mit eurem Arzt, was ihr zusätzlich zu den von ihm verordneten Medikamenten noch konsumiert.

Ein paar Tipps zur Einnahme von Vitaminen

Nehmt die Vitamine am besten morgens zum Frühstück. Zusammen mit einer Mahlzeit werden sie besser aufgenommen als auf leeren Magen und gleichzeitig entwickelt ihr eine schöne Routine, damit ihr sie nicht so leicht vergesst. Magnesium darf da übrigens gern aus der Reihe tanzen: Es kann den Einschlafprozess unterstützen. Deshalb verabreiche ich mir abends gern eine Extradosis. Die regelmäßige Einnahme ist nicht unwichtig, doch auch kein Grund, sich zu stressen. Mit kleinen Remindern habt ihr eure Vitamine immer auf dem Schirm. Ich hefte mir dazu gern ein Post-it an den Kühlschrank. Und noch etwas ist wichtig: Gebt der Sache etwas Zeit. Von heute auf morgen verändert sich eure Welt dadurch nicht. Falls ihr euch für diverse einzelne Vitamine entscheidet, besprecht das auf jeden Fall mit eurem Arzt und/oder informiert euch zusätzlich. Eisen wird beispielsweise am besten in Kombination mit Vitamin C aufgenommen. Werft auch mal einen Blick auf die Zusatzstoffe in den verschiedenen Präparaten, wie beispielsweise Verdünnungsmittel, und sucht euch Präparate aus, die wenige bis keine Zusatzstoffe enthalten. Neben den Angeboten in Supermärkten und Drogerien seid ihr mit Produkten aus der Apotheke gut bedient und gleichzeitig bekommt ihr dort auch fachliche Beratung. Übrigens nehme ich zu den Kombipräparaten auch noch einige Vitamine einzeln, wie zum Beispiel die Extraladung Magnesium oder eben auch Folsäure.

Folsäure für mich und mein Wunschkind

Folsäure kennen sicherlich die meisten von euch. Falls nicht, lernt ihr sie nun kennen. Folsäure gehört zu der Gruppe der B-Vitamine und wird nicht nur in der Schwangerschaft für eine gesunde Entwicklung des Embryos benötigt, sondern bereits während des Kinderwunschs. Der Körper kann Folsäure nicht selbst herstellen und muss sie über die Nahrung oder ein Präparat aufnehmen. Fast alle tierischen und pflanzlichen Nahrungsmittel enthalten Folsäure. Beim Kinderwunsch wird empfohlen, bereits drei Monate vorher mit der Einnahme zu beginnen. Vorrangiges Ziel ist es, Fehlbildungen in der Embryonalentwicklung vorzubeugen, den sogenannten Neuralrohrfehlbildungen, wobei sich wesentliche Teile des Gehirns, der Hirnhäute, der Schädelknochen und der Haut nicht gesund entwickeln oder Fehlbildungen im Bereich der Wirbelsäule auftreten. Folsäure bekommt ihr in jedem

Drogeriemarkt und in der Apotheke. Ich nehme die Präparate von Femibion. Meistens empfehlen euch auch die Kinderwunschzentren diverse Produkte. Ansonsten stöbert einfach ein bisschen – eine Auswahl gibt es in jedem Fall!

Coenzym Q10 für die Eizellqualität

Ich habe Q10 nur durch Zufall in einem Buch entdeckt, als ich mich schlaugemacht habe, was wir für die Qualität unserer Eizellen tun können. Q10 schützt die „Zellkraftwerke" (Mitochondrien) unseres Körpers. Jede Eizelle enthält Tausende Mitochondrien, die zum Beispiel für die Eizellentwicklung und -reifung, die Chromosomenverarbeitung, die Entwicklung des Embryos und für den Zellschutz zuständig sind. Coenzym Q10 wird vom Körper produziert und kann in geringen Dosen auch über die Nahrung aufgenommen werden (Fleisch, Eier, Avocados, Olivenöl, Spinat, Walnüsse). In der Apotheke, Drogerie oder im Supermarkt bekommt ihr es auch als Nahrungsergänzungsmittel.

By the way: Auch die kleinen Jungs unserer Männer dürfen hiervon gern „einen Löffel" abhaben.

Vitamin D für die Stimmung

Ein Neugeborenes bekommt im ersten Lebensjahr 1000 Einheiten Vitamin D pro Tag. Wir müssten sehr viel Zeit in der Sonne verbringen, um ausreichend Vitamin D von außen aufzunehmen. Wir kennen das ja alle: Die hellen Tage im Sommer tun uns gut. Aber auch unsere Eizellen lieben Vitamin D. Doch Vorsicht: Lasst euren Wert checken, denn Vitamin D in extremer Überdosierung kann toxisch für den Körper werden. Ansonsten gilt: Auch hier dürfen die Männer gern zugreifen … Apropos: Es gibt natürlich auch Kombipräparate extra für den Mann, um die Spermienqualität zu fördern. Orthomol fertil plus wäre eines der bekannteren Produkte, ebenso bietet Fertilovit® gleich zwei Präparate an. Im Sortiment von Apotheken, Drogerien und diverser Onlineanbieter findet ihr eine Auswahl.

Jetzt aber mal weg von all den Präparaten. Natürlich müssen wir uns nicht zig Tabletten am Tag einwerfen, sondern können den Großteil über die Nahrung aufnehmen.

Was können Fisch, Spargel und Co.?

Mit einer ausgewogenen, teils auch gezielten Ernährung können wir unserem Körper und dem Kinderwunsch viel Gutes tun. Woran es am Ende liegt, dass es geklappt hat, wird man nie wirklich bestimmen können. Aber zu wissen, dass man alles dafür getan hat beziehungsweise alles dafür tut, ist mir persönlich sehr wichtig. Eine vollwertige Ernährung unterstützt uns dabei optimal. Empfohlen wird in dem Zusammenhang:

- Fünfmal am Tag Gemüse oder Obst essen.
- Ausreichend Eiweiß, das sowohl aus tierischen als auch pflanzlichen Quellen gewonnen werden kann. Nüsse, Mandeln, Paranüsse und z.B. Hülsenfrüchte liefern Selen, Eisen und B-Vitamine.
- Wasser marsch! Für unseren Stoffwechsel ist Trinken sehr wichtig. 1,5 bis 2 Liter täglich werden empfohlen – im Idealfall Wasser oder ungesüßter Tee. Wenn ihr lieber oder häufiger zu Säften und Schorlen greift, empfehle ich euch Getränke ohne Zuckerzusatz.
- Komplexe Kohlenhydrate aus Vollkorn oder Dinkel sind wertvoller als einfache Kohlenhydrate, wie wir sie in den meisten Weizenmehlprodukten finden. Kartoffeln, brauner Reis oder Kürbis liefern dem Körper lang anhaltend Energie und Sättigungsgefühl. Zucker könnt ihr übrigens gut gegen Honig oder Agavendicksaft austauschen. Ich will hier gar nicht die Spielverderberin für alle Pizza-, Pasta- und Burgerjunkies spielen – schmeckt aber alles auch super auf Dinkelmehlbasis!

- Kleiner Zusatztipp: Achtet auf frisches und hochwertiges Obst und Gemüse in Bioqualität. In den meisten Hofläden bekommt ihr frische Ware zu einem fairen Preis – schmeckt auch einfach besser!

Die perfekten Folsäurelieferanten sind übrigens Erdbeeren, Kirschen, Haferflocken, Weizenkleie, Spinat, Erdnüsse, Feldsalat, Kichererbsen und sämtliche Kohlsorten. All diese Nahrungsmittel könnt ihr super ins Kochen integrieren. Stresst euch nur nicht damit! Einfach ein paar Erdbeeren und Haferflocken zu eurem Frühstücksjoghurt oder zwischendurch eine Handvoll Kirschen und zum Abendessen könnt ihr euch ja mal an den verschiedensten Feldsalatvariationen versuchen – Rezepte gibt es im Netz genügend.

Was Ernährung ausmacht, fasziniert mich immer wieder. Ich probiere gern neue Rezepte aus – Gewohnheiten zu durchbrechen und andere Gerichte kennenzulernen, macht mir Spaß und damit kommt einem die Ernährungsumstellung auch weniger gezwungen vor. Und mal ganz ehrlich: Ausgewogene Ernährung bedeutet ja nicht, dass wir uns nicht ab und zu ein Glas Wein am Abend oder eben doch mal eine richtig fette Pizza gönnen dürfen. Ich lebe danach: Was meiner Seele guttut, tut auch meinem Körper gut – alles in Maßen natürlich. Gesund cheaten geht übrigens auch: zum Beispiel mit Datteln.

Mein Dattelsnack

Ihr benötigt Medjool-Datteln. Die bekommt ihr auf jedem Wochenmarkt, und frisch schmecken sie auch am besten. Dazu braucht ihr noch ein Nussmus eurer Wahl: Mandelmus, Pistazienmus, Erdnussmus – alle schmecken super lecker. Die Datteln entsteint ihr, aber reißt sie nicht auseinander. In die Mitte der Dattel füllt ihr anstelle des Kerns etwas Nussmus eurer Wahl und legt die Datteln kurz ins Gefrierfach. That's it!

Weiter geht's mit Vitamin E: Es steckt u.a. in Olivenöl, Rapsöl, Pinienkernen und Mandeln. Vitamin D findet ihr in Avocados, Steinpilzen, Lachs, Eigelb, Emmentaler. Zink ist vor allem in Käse, Kürbis - und Sonnenblumenkernen, Paranüssen und Walnüssen enthalten. Selen könnt ihr über Lachs, Eier, Weizenkleie und Paranüsse aufnehmen. Omega 3 ist in Chiasamen, Leinsamen und Leinöl, Rapsöl, Walnüssen, Mandeln und Lachs.

Wie ihr seht, bekommt ihr oft mehrere Vitamine aus einem Nahrungsmittel und natürlich gäbe es noch so viel mehr aufzuzählen. Es gibt ein tolles Buch: *Ernährung bei Kinderwunsch*. Darin findet ihr viele Rezepte, die euch die Umstellung etwas erleichtern können.

Hier ein **Rezept für Ofengemüse**, das ich sehr liebe – es geht schnell und einfach und schmeckt auch noch lecker:

Kürbis, Karotten und Süßkartoffeln klein schneiden. Mit etwas Olivenöl und Meersalz verfeinern und auf einem mit Backpapier belegten Blech verteilen. Bei 200 Grad (Umluft) circa 20–30 Minuten in den Backofen schieben.

In der Zwischenzeit schnappt ihr euch eine kleine Pfanne, gebt etwas Kokosöl und Ahornsirup hinein (ohne Zuckerzusatz, erhältlich im Bioladen) und stellt den Herd auf mittlere Stufe. Ich füge dann immer eine Handvoll Pinienkerne, Mandeln und Kürbiskerne hinzu – meine Lieblingskombi! Ein Tipp: Behaltet eure Pfanne gut im Blick, denn der Nussmix kann schnell anbrennen.

Wenn alles fertig ist, serviert ihr es zusammen. Ich liebe es, obendrauf noch Kürbiskernmus zu geben. Das ist allerdings nicht jedermanns Geschmack, aber nahrhaft ist es allemal, und vielleicht findet ja auch ihr es lecker! Wenn ihr mögt, esst etwas Brot dazu, hier würde ich reine Dinkelprodukte wählen.

Selleriesaft – der »Wundersaft«

Sellerie und ich waren zu Anfang keine Freunde. Schon allein bei der Vorstellung kam es mir hoch. Zwar liebe ich alles, was gesund ist, und bin da auch echt nicht empfindlich, aber Selleriesaft ist schon ein ganz eigenes Kaliber! Parallel zum Buchschreiben habe ich dann aber mal damit begonnen.

Jeden Morgen trinke ich ihn frisch gepresst auf leeren Magen, in der Hoffnung, dass er mir guttut und mich der Erfüllung meines Wunsches ein Stückchen näherbringt. Wer über Sellerie noch nicht so viel weiß, wird überrascht sein, was das Gemüse alles kann! Wenn es nach Anthony William geht, Autor des Buches *Selleriesaft – Der ultimative Superfood-Drink für deine Gesundheit,* dann ist Sellerie die Wunderwaffe für die Gesundheit. Sellerie ist reich an sekundären Pflanzenstoffen, Antioxidantien, Vitaminen, Bitterstoffen und ätherischen Ölen – eine starke Kombi! Laut Anthony William hat Sellerie eine große Heilkraft und soll bei den unterschiedlichsten Erkrankungen helfen. Sogar Endometriose hat ihren eigenen Platz im Buch. Außerdem sagt man Sellerie nach, bei Fruchtbarkeitsstörungen, Autoimmunerkrankungen, Reizdarm und vielem mehr zu helfen.

Wer sich traut, darf den Staudensellerie gern in die Morgenroutine integrieren. Auf nüchternen Magen wird er empfohlen, und zwar 500 ml. Das ist mal eine Ansage! Ich bin ehrlich zu euch, ich habe mit 100 ml begonnen und steigere mich seitdem. Gerade weil der Magen-Darm-Trakt am Anfang etwas empfindlich darauf reagieren kann, wird auch meist empfohlen, mit kleineren Portionen zu beginnen. Nach einer Woche war ich bei 300 ml angekommen und so gehe ich Schritt für Schritt voran – und das ist absolut in Ordnung. Ich bin sehr gespannt, ob der Sellerie hält, was man über ihn sagt. Die Bücher von Anthony William kann ich euch in jedem Fall empfehlen – goldwertes Wissen! Und wenn wir mal ehrlich sind: Schaden wird der Sellerie nicht, es kostet halt einfach nur Überwindung. Immerhin, egal, wen ich frage, jeder ist überzeugt von der Kraft des Selleries, allen voran meine Heilpraktikerin!

Ich hoffe, ihr habt Freude an neuen Rezepten und könnt sie gut in euren Kinderwunsch integrieren. Wie immer ist alles kein Muss, doch ausprobieren kann man vieles. Gerade bei der Ernährung finde ich spannend, wie viel eine kleine Umstellung bewirken kann. Und die positive Begleiterscheinung an der Sache: Ihr lenkt euch vielleicht ein bisschen ab vom Gedankenkarussell, wenn ihr euch auf coole neue Rezepte konzentriert.

KAPITEL 8

Sternenkinder

Fehlgeburten und Eileiterschwangerschaften, Totgeburten und Kindstod

Nachdem wir zwischendurch etwas Abstand von den künstlichen Befruchtungen nahmen, hatte ich Anfang 2020 eine Endometriosesanierung und meine Eileiter wurden ordentlich durchgespült. Bei meiner ersten Endometriose-OP waren meine Eileiter frei gewesen. Auch diesmal war das der Fall, allerdings sahen meine Eierstöcke nicht wirklich umwerfend aus. So eine Endometriosesanierung ist keine Lappalie, der Eingriff geschieht unter Vollnarkose, und je nachdem, wo die Verwachsungen sitzen und wie großflächig sie auftreten, wird bei dem Eingriff viel Gewebe entfernt. Davon muss der Körper sich erst mal erholen und die Narben heilen, innen wie außen.

Mein Zyklus brauchte auch etwas Zeit, um sich wieder einzupendeln. Mein Eisprung wollte nicht so richtig kommen, weshalb wir uns vor der nächsten anstehenden Insemination für eine Stimulation mit Clomifen entschieden. Leider klappte es bei diesem Durchlauf nicht. Trotzdem machten wir direkt weiter. Mit vollem Elan ging ich in den nächsten Zyklus. Wieder fünf Tage Clomifen und am 13. Zyklustag ging es zur Kontrolle ins Kinderwunschzentrum. Der Ultraschall sah grandios aus, eine perfekt aufgebaute Schleimhaut und drei große Follikel – optimale Voraussetzungen für die dritte Insemination. Mittels Blutabnahme galt es, noch mal alle Hormone zu checken. Die hCG-Spritze gab ich mir mittlerweile, ohne mit der Wimper zu zucken. Alle Ampeln standen auf Grün – happy Anna! Doch dann kam eines Nachmittags völlig unerwartet ein Anruf meiner Kinderwunschärztin: Was sie im Ultraschall für Follikel gehalten hatte, waren Gelbkörperzysten. Bam! Das war ein Schlag ins Gesicht – und uns außerdem völlig unerklärlich, weil der Unterschied normalerweise für Ärzte gut erkennbar ist. Was ebenfalls von der Regel abwich, war mein Eisprung, der laut der Ärztin dieses Mal um den zehnten Zyklustag herum gewesen sein musste. Die Insemination wurde also abgesagt und ich war stinksauer! Wieder ein verlorener Zyklus! Trotzdem nahm ich Progesteron für die Gebärmutterschleimhaut ein.

Wütend schrieb ich Frau Dr. Mechsner, meiner behandelnden Endometrioseärztin, eine SMS. Wieso macht mein Körper das? „Sie sind keine Maschine und man kann nicht immer alles erklären", antwortete sie, und ja, damit hatte sie recht, doch es fiel mir einfach nicht leicht, die Situation anzunehmen, obwohl ich wusste, dass all die Aufregung nichts änderte. Ich war einfach nur wütend auf meinen Körper! All die Hormone, die ich in mich hineingepumpt hatte, meine Haut spiegelte den vielen Stress deutlich wider, ich hatte Pickel ohne Ende. Dazu hatte ich starke Schmerzen an meiner Hüfte, und dies schon eine ganze Weile! Der Orthopäde stellte eine Entzündung im Gelenk fest und verschrieb mir ein Medikament. Dazu betonte er, dass ich unbedingt sicher sein sollte, nicht schwanger zu sein, solange ich die Tabletten einnahm. Pff, wovon träumt er nachts? Zur tausendprozentigen Sicherheit machte ich trotzdem schnell einen Test. Ich hatte noch irgendwelche Billigdinger zu Hause, das sollte ja wohl reichen. Meine guten Clearblue wollte ich nicht für ein höchstwahrscheinliches Nein verschwenden. Und wie erwartet: Der Test war negativ. Wie immer nach einem Test sagte ich Sargis natürlich Bescheid, dass es diesen Monat wieder nicht geklappt hatte. Wir waren beide weder traurig noch überrascht. Wieso sollte es auch ohne Behandlung geklappt haben?

Weil mir die Worte des Arztes trotzdem noch den ganzen Tag im Kopf herumschwirrten, legte ich mir einen Clearblue-Früherkennungstest ins Bad und machte ihn am nächsten Morgen. Ich pinkelte auf den Test und ging in die Küche, um etwas aufzuräumen. Es dauert ja immer einen Moment, bis das Ergebnis sichtbar wird. Kaum zwei Minuten in der Küche, fing mein Darm an zu rebellieren, Durchfall kündigte sich an – für mich typisch vor meiner Periode. Unterleibsschmerzen hatte ich auch, der Fall war also klar. Oder auch nicht? Denn als ich ins Bad kam, war da auf einmal dieser zweite Strich auf dem Schwangerschaftstest. Ich dachte, ich sehe nicht richtig.

Ich zitterte am ganzen Leib, weinte und schrie panisch vor Freude zugleich. Ich wusste gar nicht, was ich glauben sollte, stand völlig unter Schock. In meiner großen Wut auf meinen Körper hatte ich gar nicht bemerkt, dass längst ein kleines Wunder in mir entstanden war. Ein kleines Wesen, das endlich unseren Traum vom Kind erfüllen würde! Ich war so fokussiert auf diese medizinisch unterstützte Nummer, dass ich keinen einzigen Gedanken daran verschwendet hatte, dass es auf natürlichem Wege auch klappen könnte. Ich „Kontroletti-Anna", die alles über ihren Körper weiß und akribisch ihren Zyklus trackt, hatte nicht bemerkt, dass die Periode längst überfällig gewesen war?! Wie war das denn bitte möglich? Ganz einfach: Mein Eisprung hatte ja früher stattgefunden als sonst. Das hatte ich nicht einkalkuliert und während des verfrühten Eisprungs muss die Befruchtung auf natürlichem Weg – nämlich beim Sex – zustande gekommen sein.

Erst wollte ich direkt zu Sargis stürmen, der noch schlief, und ihn wecken, dann aber dachte ich mir: Ich mache ihm eine schöne Überraschung daraus. Also rief ich meine beste Freundin Betty an. Denn ich musste es unbedingt sofort jemandem erzählen, sonst würde ich platzen! Es war noch super früh am Morgen und Betty ging nicht ran! Toll! Also rief ich meine Mama an, die ebenfalls nicht abnahm! Ahhhh! Da stand ich also und wollte meine Freude mit meinen Liebsten teilen, doch niemand ging ans Telefon. Okay, dann eben der direkte Weg! Über mir, im selben Haus, wohnt meine Freundin Yaisa. Bist du schon wach?, schrieb ich ihr, und noch während sie antwortete, rannte ich im Schlafanzug raus in den Hausflur. Komm mal in den Gang!, schrieb ich ihr von unterwegs, und bis ich bei ihr vor der Wohnungstür ankam, stand sie schon im Bademantel und in Hausschuhen auf dem Fußabtreter. Vor lauter Zittern flog mir fast der Test aus der Hand. Ich streckte ihr „die zwei Balken" entgegen und wir schauten uns mit Tränen in den Augen an. Dieser Moment war so magisch!

Trotzdem war unterschwellig immer diese leise Stimme, die Angst äußerte, der Test könnte falsch sein. Yaisa sprach mir gut zu und ich rief gleich im Kinderwunschzentrum an, um einen Termin zur Blutabnahme zu vereinbaren. Ich stotterte total rum am Telefon, sagte verunsichert: „Hallo, hier spricht Anna Wilken … ähm … ich hatte heute früh einen positiven Schwangerschaftstest … Was mache ich denn jetzt?" Die liebe Arzthelferin am Telefon freute sich total. „Aber das ist doch toll, Frau Wilken!" Klar war das toll, jetzt musste es auch noch ganz sicher sein! Das Telefonat führte ich natürlich leise. Sargis sollte schließlich nichts mitbekommen. Ehrlich gesagt, weiß ich gar nicht mehr, wie ich es schaffte, auch noch in aller Seelenruhe duschen zu gehen.

Vor lauter Aufregung vergaß ich sogar Oskar. Kurz vorm Gassigehen fiel mir nämlich auf, dass er mich den ganzen Morgen total in Ruhe gelassen hatte und ich glaubte, er spürte, was mit mir los war. Als wir dann unsere Runde gingen, rief ich meine Mutter per FaceTime an. Gott, war ich aufgeregt. Ich tat so, als wollte ich ihr irgendetwas Belangloses zeigen, und drehte die Kamera auf den Schwangerschaftstest, den ich mit rausgenommen hatte. Ihr schossen sofort Tränen in die Augen. Worte können kaum beschreiben, wie gerührt sie war. Diese Freude mit meiner Mutter zu teilen, war ein ganz besonderer Moment – so von Frau zu Frau und gleichzeitig zwischen Mutter und Tochter. Das Gefühl werde ich nie vergessen. Um Punkt zehn Uhr beim Öffnen des Geschäfts stand ich vorm nächstgelegenen Babyfachmarkt. Ich wollte symbolisch einen kleinen Body kaufen. Es war gar nicht so leicht, zwischen all dem Rosa und Blau etwas in Unisex zu finden. Glücksgefühle schossen durch mich, das war nicht normal! Ich war im Babyrausch.

Der Body, den ich nahm, war grau mit weißen Wolken drauf und hatte ein farblich passendes kleines Kuscheltier dabei. Jetzt fehlte nur noch eins: der Gang ins Kinderwunschzentrum und schnell Blut dort lassen.

Es war so schön, wie sich alle für mich freuten, dass ich schon fast Schamgefühl entwickelte. Irgendwie war es mir unangenehm und ich versuchte, meine Freude kleinzuhalten, zu groß war die Angst, dass der Test etwas Falsches angezeigt haben könnte. Auf dem Rückweg nach Hause kam schon der Anruf von Sargis: „Wo bleibst du, Engel?" Zum Glück musste ich mir nicht mal eine Ausrede einfallen lassen, weil ich das Kinderwunschzentrum ohnehin für die nächsten Tage auf meiner Agenda gehabt hatte, da ich einige Unterlagen brauchte. Um Sargis auf eine falsche Fährte zu locken, packte ich den Body in eine alte Schachtel von Louis Vuitton. Gott, mein Herz schlug wie verrückt, ich war so aufgeregt und hatte schon fast Angst vor seiner Reaktion. Was, wenn er sich doch nicht freut? Tief in mir drin wusste ich zwar, dass diese Gedanken totaler Quatsch waren, doch ich war einfach völlig durch den Wind.

Sargis lag noch im Bett, als ich kam. Ich überreichte ihm „sein Geschenk" mit den Worten „Danke, dass du dich immer so lieb um mich kümmerst und für mich da bist." Während er auspackte, schaute er nebenbei noch Videos bei Instagram, was mich schon fast aggressiv machte. „Jetzt mach schon schneller!", drängelte ich ihn ungeduldig. Seine erste Reaktion war: „Oh, von Louis Vuitton." Ich verkniff mir das Lachen. Keine Ahnung, wie ich es schaffte, so ernst zu bleiben. Dann öffnete er endlich die Schatulle, der Body kam zum Vorschein, auf dem der positive Schwangerschaftstest lag. Seine Augen wurden riesig. Tausend Fragezeichen in seinem Blick – kein Wunder, ich hatte ihm ja erst gesagt, dass es diesen Monat wieder nicht geklappt hätte. Ich fing an zu weinen und fiel in seine Arme. Für wenige Sekunden waren wir endlos glücklich. Doch auch bei Sargis kam sofort die Angst durch, es könnte noch nicht safe sein. „Warst du schon im Kinderwunschzentrum zur Kontrolle?", fragte er direkt. Ich fand seine Umsicht supersüß und gleichzeitig wurde mir wieder bewusst, wie allgegenwärtig die Panik bei uns beiden war. Wir konnten unser Glück kaum fassen und ich denke, ich kann für Sargis mitsprechen, wenn ich sage, alles fühlte sich an wie in einem Film.

Leider musste Sargis dann zum Training. Am liebsten wäre er bei mir geblieben und hätte den Anruf vom Kinderwunschzentrum abgewartet. Von all den Gefühlen war ich total hysterisch – Freude und Angst zugleich. Ich platzte fast vor Glück, als Frau Dr. Seehaus mir am Telefon sagte: „Ihre Hormonwerte sind super!" hCG und Co. waren tipptopp. „Frau Wilken, Sie können sich jetzt wirklich freuen." Also freute ich mich wirklich und wir entschlossen uns, unsere Freunde und Familie direkt an unserem Glück teilhaben zu lassen. Ich rief also meinen Vater an. Er war total baff, weil er erst kürzlich mit meiner Schwester bei uns zu Besuch war und meine Verzweiflung mitbekommen hatte. Und jetzt plötzlich das: zwei Striche auf dem Foto, das ich ihm parallel geschickt hatte! Wir waren alle völlig aus dem Häuschen. Auf einmal waren Magenschmerzen und Sodbrennen der größte Renner, weil es Schwangerschaftssymptome waren und keine blöden Nebenwirkungen von irgendwelchen Medikamenten. Zwar war ich dauermüde und habe gefühlt nur geschlafen, aber als Mama waren all diese Dinge besser auszuhalten.

Relativ früh fing ich damit an, mich mit den klassischen Schwangerschaftsbüchern einzudecken. War das aufregend! Ich habe es so genossen und mich so sehr darüber gefreut! Fast schon stolz kam ich mit meiner Ausbeute aus der Buchhandlung nach Hause. Ich würde wirklich endlich Mama werden! Unglaublich! In meiner Schwangerschafts-App starrte ich jeden Tag dieses kleine Wesen an, las alles über die Entwicklung und freute mich über jede weitere Woche, in der die Schwangerschaft stabil blieb. Ich wusste, dass Fehlgeburten nicht selten sind, und gerade, weil bei mir nicht alles tippitoppi im Körper ist, hatte ich die Angst davor immer im Hinterkopf. Gleichzeitig dachte ich mir, wir hatten so viel Glück, dass ich bei allem, was wir hinter uns hatten, tatsächlich auf natürlichem Weg schwanger geworden war, dass einfach alles gut gehen müsste – so, als hätte es sein sollen!

Doch so war es dann leider nicht. Bei einer ganz normalen Kontrolle fiel auf, dass der hCG-Wert sich auf einmal nicht mehr weiterentwickelte. Ich war gerade im Auto, als Frau Dr. Seehaus mich anrief. Ihrer Stimme war anzuhören, wie leid es ihr tat. Zum Glück war ich nur Beifahrerin und Yaisa saß am Steuer, denn ich hätte mich in dem Moment nicht mehr auf die Straße konzentrieren können. Tränen schossen mir in die Augen und ich weinte bitterlich. Manchmal hat das Schicksal schon einen recht eigensinnigen Plan, so hat es mir für diesen Moment wieder Yaisa als Begleitperson geschickt. Am schlimmsten war für mich der Gang zu Sargis. Er freute sich so sehr, mich zu sehen, und ich stand da wie ein Häufchen Elend und heulte. Wisst ihr, es gab keine Anzeichen dafür, dass irgendwas nicht mehr stimmte, mir ging es genauso wie die ganze Zeit auch.

Und so saßen Sargis und ich da wie zu Beginn, lagen einander in den Armen und weinten, nur nicht aus Freude dieses Mal. Alles um mich herum zerbrach. Mein Herz war wie weg – herausgerissen. Als meine Mama anrief, um zu hören, wie es mir ging, verstand sie vor lauter Weinen kaum ein Wort. Für die nächsten Stunden zog ich mich total zurück, packte mein Handy weg und schloss mich in meiner eigenen Welt ein. Am nächsten Morgen musste ich wieder ins Kinderwunschzentrum, der hCG-Wert musste kontrolliert werden und das Thema „Ausschabung oder nicht" stand zur Debatte. Frau Dr. Seehaus riet in meinem Fall von einer Ausschabung ab, ich selbst wollte es genauso wenig. Die Vorstellung, mein kleines Wesen würde aus mir herausgekratzt werden, war grausam. Der einzige Vorteil wäre gewesen, dass ich nicht hätte warten müssen, bis es zur frühen Geburt, dem sogenannten Abgang kommt. Auch Frau Dr. Mechsner, meine behandelnde Endometrioseärztin riet mir von der Ausschabung ab, weil meine Gebärmutter schon durch die Endometriose (genau genommen Adenomyose) belastet war. Beim Gespräch im Kinderwunschzentrum weinte ich pausenlos, schaffte es nicht mal, mich zu verabschieden, und brach unmittelbar im Treppenhaus zusammen.

Nun musste ich also drauf warten, bis „es" geschieht. Die Zeit war unmenschlich schrecklich und Worte können einfach nicht beschreiben, wie es sich für mich anfühlte, mein Baby zu verlieren. Der Moment, als die Blutung mit den vielen, riesigen Klumpen einsetzte, war grauenvoll. Ganz abgesehen von meinen Schmerzen, die vergleichbar mit denen meiner Endometriose waren, nur auf emotionaler Ebene etwas anderes. In der Nacht schlief ich kaum, lag nass geschwitzt vor Schmerzen im Bett. Sargis stand mir in der Zeit sehr bei, und auch wenn es für viele selbstverständlich sein mag, bin ich unglaublich dankbar dafür. Mit der gemeinsamen Trauer sind wir gewachsen, auch ich habe mich weiterentwickelt und habe lernen müssen, mit so einem Verlust umzugehen.

In der Zeit der Schwangerschaft hatten unsere Freunde unser Baby immer liebevoll „das kleine Monster" genannt, und wenn dann plötzlich jemand fragte: „Na, wie geht's dir und dem kleinen Monster?", dann war das immer ein schrecklicher Stich ins Herz. Unsere Freunde haben alle wahnsinnig mitfühlend reagiert und mir so viel Liebe geschenkt, dafür bin ich unendlich dankbar. Ungefähr zwei Wochen lang war ich abwesend, nur in meinen eigenen Gedanken unterwegs, wie ferngesteuert bei allem, was ich tat. Laut meines Kinderwunschpsychologen war ich in einem Schockzustand, der ganz normal sei bei solch einem Verlust. Die Vorwürfe, die ich mir machte, waren riesig. Habe ich was falsch gemacht? Hätte ich mich mehr entspannen sollen? Was hätte ich ändern müssen? Laut meiner Ärztin hatte ich definitiv nichts falsch gemacht. Das Gefühl ist aber bis heute geblieben und lässt mich nicht los. Dieses „Was wäre wenn" ist immer da. Ich versuchte, meine Trauer so gut es geht, zuzulassen und mich gleichzeitig mit dem Gedanken zu trösten, dass wir jetzt wenigstens wissen, dass ich schwanger werden kann. Es schien mir wichtig für den weiteren Weg, schnell wieder etwas mehr Normalität und Freude zu verspüren, um bereit für ein nächstes kleines Leben zu sein. Und abgesehen davon: Die Liebe in unseren Herzen für „unser kleines Monster" kann uns niemand mehr nehmen.

Häufigkeit von Fehlgeburten im ersten Trimester

Leider kommen Fehlgeburten häufig vor und für Betroffene ist es dann nicht unerheblich, sich mit dem Gedanken zu „trösten", dass man nicht alleine ist. Ich wusste, dass die meisten Fehlgeburten in den ersten zwölf Wochen vorkommen. Doch auch in der Zeit nach dem ersten Trimester sind sie leider Gottes gar nicht so selten. Statistisch gesehen, erleidet jede zweite bis vierte Frau einen Abort. Unfassbar, oder? Dass es so viele sind, hätte ich persönlich nicht gedacht. Einerseits fühlte ich mich durch diese Information weniger allein mit meinem Schicksal und gleichzeitig tat es mir unglaublich leid, wie viele Frauen Ähnliches durchmachen wie ich. Viele Frauen erleben sogar mehrere Fehlgeburten. Die Vorstellung zerreißt mir das Herz. Kaum zu glauben, doch 40 bis 50 Prozent der befruchteten Eizellen sind auf Dauer nicht überlebensfähig. Ein Baby zu bekommen, ist und bleibt ein Wunder.

Wie kommt es zu einer Fehlgeburt?

Es kann viele und vor allem ganz unterschiedliche Gründe haben, weshalb es zu einer Fehlgeburt kommt. Häufig gibt es ein Problem der Einnistung in der Gebärmutter oder der Embryo weist Störungen auf, zum Beispiel Chromosomendefekte. Nicht immer gelingt es den Ärzten, die Ursache genau auszumachen. Man hört dann öfter den Satz: Die Natur „greift in die Situation ein" und verhindert, dass ein nicht lebensfähiges Kind heranreift. Es klingt unglaublich schrecklich und ist sicherlich keine schöne Erklärung. Doch so grausam es sich auch anfühlt, ich finde es zugleich faszinierend, wozu unser Körper in der Lage ist. Diese „natürliche, oft unerklärbare Selektion" betrifft vermehrt die frühen Fehlgeburten. Doch es gibt eben auch leider die Fehlgeburten – oder

Totgeburten – im zweiten Schwangerschaftsdrittel. Die Gründe hierfür können unterschiedlich sein. Störungen der Plazenta, Infektionen, die über das Fruchtwasser übertragen werden, Erkrankungen der Mutter oder des Kindes, Trisomie 13 oder 18 und weitere Ursachen können hierbei eine Rolle spielen.

Betroffene Jule, 28 Jahre:
Wir haben bereits eine kleine Tochter. Bei ihr hat es zwei Jahre gedauert, bis ich schwanger wurde, und die Schwangerschaft kam durch Unterstützung der Kinderwunschpraxis zustande. Die Geburt unserer Tochter war sehr dramatisch. Nur wenige Stunden nach dem Kaiserschnitt hatte sie einen plötzlichen Kindstod und ich eine Hirnblutung. Sie konnte reanimiert werden und wir beide haben das alles glücklicherweise ohne Folgeschäden überlebt. Aufgrund dieser Umstände waren wir zunächst zögerlich, was unseren weiteren Kinderwunsch betraf. Doch wir wünschen uns sehnlichst ein Geschwisterchen für unsere Tochter.

Nach vielen Tests und ärztlicher Beratung wurde uns gesagt, dass die Risiken einer weiteren Schwangerschaft vertretbar seien. Seit knapp eineinhalb Jahren versuchen wir es wieder und sind nun erneut in der Kinderwunschbehandlung. Was für mich am schlimmsten ist, sind nicht die Behandlungen und die vielen Arztbesuche, sondern das Gefühl, ständig auf irgendetwas zu warten. Man wartet auf Arztergebnisse, auf Ultraschalluntersuchungen, auf Blutergebnisse, auf Anrufe, auf den Eisprung, auf Symptome und Anzeichen, auf das Ergebnis des Schwangerschaftstests, auf die Periode ... und jedes Mal ist dann da wieder diese riesige Enttäuschung, wenn es nicht geklappt hat und alles von vorn losgeht. Das ständige Hin und Her zwischen Hoffen und Zweifeln ist unglaublich kräftezehrend. Ich rede mir ein, dass es bestimmt nicht geklappt hat, nur damit die Enttäuschung später nicht so groß ist. Es ist fast schon so, dass ich mich über mich selbst ärgere, wenn ich mir insgeheim doch wieder Hoffnungen gemacht habe und der Test dann negativ ist. Es ist ein ständi-

ger Kampf zwischen den Gefühlen. Das Herz hofft, aber der Kopf verbietet es. Die größte Challenge für mich in der ganzen Kinderwunschzeit ist es, mich vom Gefühl des Wartens zu lösen, das Hier und Jetzt trotz allem zu genießen und meinem Schicksal zu vertrauen, dass es irgendwann noch ein kleines Wunder für uns bereithält. Glücklicherweise durfte ich dieses unbeschreibliche Gefühl schon einmal erleben – der Anruf mit den Worten: „Herzlichen Glückwunsch, Sie sind schwanger!" Eine zentnerschwere Last fiel damals von meinen Schultern und ich wurde endlich befreit vom Gedankengefängnis meiner Kinderwunschzeit.

Ursachen für eine
Fehlgeburt oder Totgeburt

Ausschabung oder nicht?

Wie bei fast allem gibt es auch hier keine Standardantwort, denn die Entscheidung hängt von individuellen Faktoren ab. Natürlich gibt es Situationen, die einem keine Wahl lassen und eine Ausschabung notwendig machen. Und die Ärzte haben unterschiedliche Ansichten zu diesem Thema. Darum lasst euch im Falle eines Falles gut beraten.

Betroffene Anne-Marie:
Ich habe mich direkt dazu entschieden, ins Krankenhaus zu gehen und eine Ausschabung durchführen zu lassen. Ich konnte die Vorstellung nicht ertragen, zu warten, bis es von allein den Weg heraus findet.

Ich selbst hatte in meiner Situation noch die Wahl: Ausschabung oder Ausbluten. Ich habe mich von Frau Dr. Seehaus wie auch von Frau Dr. Mechsner umfassend beraten lassen. Mit meiner Endometrioseärztin habe ich via SMS kommuniziert und ihre Meinung lag mir sehr am Herzen, denn sie begleitet mich seit Jahren und kennt mich wirklich gut. Beide rieten mir von einer Ausschabung ab. Doch ausgesprochen wichtig ist mir hier der Hinweis: Bitte interpretiert dies nicht als allgemeinen Ratschlag! Es war der für meine persönliche Situation richtige Weg. Meine Vorerkrankung (die Endometriose) spielte eine erhebliche Rolle für die Entscheidung. Eine Ausschabung richtet nicht zwangsläufig Verletzungen an. Ich persönlich stelle es mir nicht sehr angenehm für die Gebärmutter vor und die Erklärungen meiner Ärzte im Zusammenhang mit meiner vorliegenden Endometriose bestätigten mich schließlich in meiner Entscheidung.

Während meiner Entscheidungsfindung hatte ich zunächst die Überlegung, dass ich es bei einer Ausschabung zumindest schnell hinter mir hätte. Andererseits hatte ich wahnsinnige Angst vorm Ausbluten oder davor, dass eventuelle Überreste meines kleinen Wunders in mir zurückbleiben würden. Ich musste abwägen, was das Beste in meiner Situation war. Und so entschied ich mich gegen die Ausschabung. Auch eine Narkose wollte ich vermeiden und hatte großen Respekt vor der psychischen Verfassung, wenn ich aufwachen würde und wüsste, alles wurde „weggemacht". Meinen Ärzten schenkte ich vollstes Vertrauen und ich kann nur immer wieder betonen, dass eine solche Vertrauenssituation enorm wichtig ist – gerade in derartigen hochemotionalen Situationen. Die Tage bis zur Blutung waren grausam. Die ganze Zeit warten mit dem Wissen, da ist noch etwas drin, was leider kein Leben wird. Ehrlich gesagt, hat mich die Vorstellung auch geekelt, dass in mir drin etwas ist, das nicht mehr lebt. Ich hatte diese gestörte Vorstellung, wie ich mir selbst in den Unterleib boxe und trommele, so unwohl habe ich mich gefühlt. Zum Glück waren Sargis und Oskar an meiner Seite. Zwar mussten mein Körper und ich den Prozess allein durchstehen, aber die psychische Unterstützung durch die beiden war trotzdem tröstlich.

Die Schmerzen begannen an einem Mittwochabend, ich erinnere mich genau, ich hatte kaum schlafen können in der Nacht. Sie wurden immer intensiver und es war klar: Da kommt jetzt was auf mich zu. Ich konzentrierte mich stark auf meine Atmung, die Schmerzen waren kaum auszuhalten. In diesem Moment wäre ich am liebsten ins Krankenhaus gefahren, doch ich versuchte, stark zu bleiben. Diese Krämpfe, ich kann sie kaum beschreiben, mein Puls begann zu rasen, ich bekam Kreislaufprobleme und war eingehüllt in kalten Schweiß. Die Blutung kam in den Morgenstunden, kräftig und von der Menge ähnlich wie bei meiner Periode, die grundsätzlich übermäßig stark ist. Jedoch war die Konsistenz dicker und klumpiger. Ohne „Erwachsenenwindeln" – die ich aufgrund meiner starken Regelblutung immer daheim habe – hätte ich sicher alles vollgeblutet. Sehr unangenehm, aber was sollte ich machen? Ich habe viel in diese Blutung hineininterpretiert, denn ich sah eben nicht nur einen riesigen Klumpen in meiner Binde liegen, voller Gewebe und Strukturen, sondern ich wusste auch, dass diese Blutung mein Leben jetzt erst einmal noch mehr auf den Kopf stellte, weil diese Blutung mir mein kleines Wunder entriss.

Was ich im Endeffekt besser oder schlechter finde, kann ich gar nicht sagen. Ich kann und möchte mich auch auf keine Seite schlagen, denn jeder muss diese Entscheidung für sich selbst treffen. Ich gebe hier niemals eine Empfehlung, sondern schildere euch lediglich die Möglichkeiten und meine persönlichen Erfahrungen.

Leider gibt es auch sehr späte Abgänge beziehungsweise Totgeburten. Gesetzlich spricht man von einer späten Fehlgeburt, wenn das Kind unter 500 Gramm wiegt. Über 500 Gramm, oder auch ab der 24. Schwangerschaftswoche, spricht man von einer Totgeburt, oft auch Stillgeburt genannt. Dabei werden in der Regel Wehen ausgelöst und der Fötus wird über eine normale Geburt tot zur Welt gebracht.

In manchen Fällen nimmt das kleine Leben noch ein paar Atemzüge außerhalb von Mamas Bauch – diese Vorstellung zerreißt mir das Herz. Es ist unvorstellbar, wie schrecklich das für Eltern sein muss. Ich kann gar nicht in Worte fassen, wie riesig mein Mitgefühl ist. Wo wir gerade davon sprechen – ich möchte euch Frauen und Paaren in einer solchen Situation noch einen kleinen Reminder geben: Ihr seid unglaublich stark und wärt alle eine großartige Mutter und ein großartiger Vater geworden. Euer kleiner Engel wird immer bei euch sein, oben im Himmel – vergesst das nie.

Tipp: Wusstet ihr, dass man nach jeder Fehlgeburt, ganz gleich, wann sie stattfindet, einen Anspruch auf eine Hebamme hat? Ich wusste das damals nicht und finde die Information sehr hilfreich für die Unterstützung bei der Trauerbewältigung, doch auch für das medizinische Geschehen.

Betroffene Jana S.:
Im ersten Trimester ging es mir so schlecht wie nie zuvor in meinem Leben. Ich musste mich ununterbrochen übergeben – wirklich pausenlos. Doch im Volksmund sagt man ja immer so schön: Je schlechter es der Mutter geht, desto besser geht es dem Kind. Mit dem Spruch rettete ich mich durch die ersten zwölf Wochen. Als das kritische erste Trimester rum war, war ich beruhigt. Ich dachte immer, wer schwanger wird und die ersten zwölf Wochen schafft, wird Mama. Mir ging es auch langsam besser und ich konnte die Schwangerschaft endlich genießen. Die Freude war riesig!

Dann kam die Nackentransparenzmessung und es wurde festgestellt, dass mein Kind schwerste Fehlbildungen hat und nicht lebensfähig sein würde. Doch das Herzchen schlug. Ich musste eine Entscheidung treffen, die mir unglaublich schwerfiel. Bis zuletzt hat das Herzchen geschlagen.

> *Vielleicht war ich naiv – all die Gedanken um die ersten zwölf Wochen, aber ich habe nie darüber nachgedacht, was noch alles passieren kann. Dass ich plötzlich vor der Entscheidung stehen würde, einen Abbruch machen zu lassen, obwohl ich mir nichts mehr wünsche als ein Kind, darauf wäre ich in meinen schlimmsten Albträumen nicht gekommen.*

Was passiert bei einer Ausschabung und ab wann ist sie notwendig?

Bei einer Ausschabung, auch Kürettage genannt, werden die noch vorhandenen Teile des Embryos und des Mutterkuchens aus der Gebärmutter entfernt. Dies wird mit einem scharfen Instrument gemacht, um alles abzutragen. Der gesamte Eingriff erfolgt unter Vollnarkose und wird meist ambulant gemacht. Wobei es sicherlich auch hier Unterschiede gibt. Wenn Ärzte zu einer Ausschabung raten, dann meist, wenn nicht alles an Restgewebe bei der Fehlgeburt abgegangen ist. Sonst kann es zu Entzündungen und Infektionen innerhalb der Gebärmutter kommen. Keine Sorge, der Arzt kontrolliert das genauestens. Entscheidet man sich für einen natürlichen Abgang, werden regelmäßig der hCG-Wert und die Gebärmutterschleimhaut untersucht. Es kommt durchaus auch vor, dass Frauen in den frühen Wochen eine Fehlgeburt nicht bemerken und eine starke Blutung ausreicht, um alles auszustoßen.

Natürlich gibt es viele Gründe, warum man sich persönlich zur Ausschabung entscheidet – zum Beispiel, um sich die quälende Wartezeit bis zur frühen Geburt zu ersparen und das Ende der Schwangerschaft nicht bei vollem Bewusstsein miterleben zu müssen. Auf der anderen Seite ist die Sorge berechtigt, dass die Gebärmutter durch das Ausschaben verletzt werden kann. Die psychische Belastung ist ebenfalls nicht zu unterschätzen, denn nach dem Eingriff ist der medizinische Teil zwar getan, doch es fehlt ja plötzlich nicht nur etwas im Bauch, sondern auch im Herzen.

Dies alles gilt es, bei der Entscheidung zu bedenken, die jede Frau mit sich, ihrem Partner und dem behandelnden Arzt treffen muss.

> **Frau Dr. Seehaus:** *Wenn die Frau es mittragen kann, empfehle ich bei Fehlgeburten im ersten Schwangerschaftsdrittel in der Regel, „der Natur ihren Lauf zu lassen" und wenn möglich auf eine Ausschabung zu verzichten – das gelingt in weit über 90 Prozent. Wichtig ist mir, dass die Frau vorab gut informiert ist über die verschiedenen Optionen, die wahrscheinlichen (Zeit-)Abläufe, mögliche Belastungen und die Risiken im einen wie im anderen Fall. Noch bis vor zehn Jahren wurde fast jede Frau bei einer Fehlgeburt ausgeschabt – das hat sich völlig gewandelt.*

Was passiert bei einer Eileiterschwangerschaft?

Bei einer Eileiterschwangerschaft bleibt weniger Entscheidungsfreiheit. In den meisten Fällen muss eine Behandlung stattfinden. Denn bei einer Eileiterschwangerschaft befindet sich der Embryo außerhalb der Gebärmutter, nämlich im Eileiter. Die befruchtete Eizelle bleibt sozusagen auf den Weg in die Gebärmutter im Eileiter stecken und dort ist der Embryo auf Dauer nicht überlebensfähig. Das geschieht etwa bei einem Prozent der Schwangerschaften. Im Worst Case kann es passieren, dass der Eileiter nicht erhalten werden kann.

Diagnose und Vorgehensweise

Ab der 6. oder 7. Schwangerschaftswoche kann man meistens die Fruchthöhle im Ultraschall erkennen (das kann von Frau zu Frau variieren). Wenn keine Fruchthöhle erkennbar ist, der hCG-Wert im Blut aber weiterhin steigt, kann dies ein Indiz für eine Eileiterschwangerschaft sein. Einige Frauen entwickeln außerdem quälende einseitige Schmerzen oder Blutungen.

Operative Entfernung per Bauchspiegelung

Im Regelfall wird eine Eileiterschwangerschaft mit einer Bauchspiegelung beendet und es wird darauf geachtet, dass der Eileiter möglichst wenig Schaden davonträgt. Dabei wird der betroffene Eileiter geöffnet und das Schwangerschaftsgewebe entfernt. Sollte restliches Schwangerschaftsgewebe im Eileiter verbleiben und weiterwachsen – das tritt in 5 bis 15 Prozent der Fälle auf –, wird ein weiterer Eingriff erforderlich, in der Regel mit Entfernung des betroffenen Eileiters oder einer medikamentösen Therapie.

Was ich sehr faszinierend bei unserem Körper finde: Er verlegt ganz von allein den „Arbeitsprozess" auf den funktionierenden Eileiter. Zwar hilft das nicht gegen die Schmerzen und die Traurigkeit, doch wir sehen daran mal wieder, wie stark unser Körper ist. Denkt immer daran, wir sprechen hier nur über alle Möglichkeiten. Ich möchte niemandem Angst machen. Es kann viel passieren, es kann aber auch passieren, dass nix passiert und alles gut geht.

Methotrexat (MTX-Spritze)

Unabhängig von der operativen Möglichkeit bei einer Eileiterschwangerschaft, gibt es noch die sogenannte MTX-Spritze, die den Wirkstoff Methotrexat enthält, auch bekannt aus der Behandlung von Krebserkrankungen. Diese medikamentöse Therapie kommt zum Einsatz, wenn die Eileiterschwangerschaft sehr früh diagnostiziert wird. Doch was genau macht diese Spritze? Bei Methotrexat handelt es sich um ein Zellgift. Es beendet die Eileiterschwangerschaft, indem es wachstumshemmend wirkt. Die Spritze wird intravenös oder intramuskulär gegeben und hat den Vorteil, dass keine Vernarbungen innerhalb des Eileiters entstehen, weil eine Operation vermieden werden kann. Das ist insofern von Bedeutung, als dass solche Vernarbungen eine erneute Eileiterschwangerschaft begünstigen können. Wichtig bei dieser Behandlung ist die engmaschige Verlaufskontrolle des hCG-Werts, um ein eventuelles Weiterwachsen des Embryos zu überprüfen.

Betroffene B., 33 Jahre:

Mein Name ist B. und ich bin 33 Jahre alt. Ich würde von mir behaupten, dass ich mit beiden Beinen im Leben stehe. Mit meinem Mann bin ich seit sieben Jahren zusammen. Beruflich habe ich in den letzten Jahren einen ziemlichen Karriereaufstieg in einem männerdominierten Beruf gemacht und leite derzeit eine Abteilung mit 15 Mitarbeitern. Es gab immer wieder Meilensteine, die ich erreichen musste, um dort hinzugelangen, wo ich jetzt bin. Für den Kinderwunsch bedeutete dies: erst einmal warten. Mein Partner machte mir zu keiner Zeit Druck. Ganz im Gegenteil, er war gar nicht sicher, ob er überhaupt Vater werden wollte. Das hat sich mittlerweile nach allem, was wir erlebt haben, geändert.

Einige Monate nachdem ich in meiner aktuellen Position angekommen war, entschlossen wir uns, den Kinderwunsch anzugehen. Da ich Probleme mit meiner zweiten Zyklushälfte habe und zur Unterstützung Progestan nehme, kenne ich meinen Zyklus recht genau. Nach zwei Monaten hatte ich einen positiven Schwangerschaftstest. Obwohl ich mir ein Kind wünsche, waren meine Gefühle zunächst gespalten – eine Mischung aus Freude und unglaublicher Angst. Ich ging bereits in der 5. SSW zum Frauenarzt, um meinen Progesteronspiegel überprüfen zu lassen. Bei diesem Termin konnte leider noch nichts außer einer stark aufgebauten Gebärmutterschleimhaut festgestellt werden. Meine Frauenärztin meinte, dass dies noch nichts zu sagen habe, da ich noch recht früh dran sei. Die Blutabnahme bestätigte, dass mein Progesteronspiegel in Ordnung war. Der Beta-hCG-Wert hingegen war etwas niedrig, aber auch das hatte laut meiner Ärztin in dem frühen Stadium nichts zu sagen. Obwohl ich die klassischen Schwangerschaftssymptome aufwies (geschwollene, schmerzende Brüste, extreme Müdigkeit) und mich dadurch auch schwanger fühlte, gab es Momente, in denen ich zu meinem Mann sagte: „Ich glaube, das wird nichts." Ich weiß nicht, woher das Gefühl kam, es war einfach da. Und es war keinesfalls so wie damals in der Schule, als man sagte: „Ich glaube, ich bekomme eine 6", und dann stand auf dem Test die Note 1. Es war ganz anders.

Bis zum nächsten Frauenarzttermin machte ich noch ein paar Schwangerschaftstests, um sicherzugehen, dass ich auch wirklich noch schwanger war. Als der Termin schließlich anstand, war diese Ahnung, dass es nicht geklappt hatte, erneut sehr präsent. Daher hat es mich nicht völlig aus der Bahn geworfen, als die Frauenärztin während der Ultraschalluntersuchung sagte, dass sie immer noch nichts in der Gebärmutter sah. Wir gingen noch einmal alle Möglichkeiten durch, wann der Eisprung spätestens stattgefunden haben könnte und so weiter. Trotz rationaler Betrachtung, dass es in den ersten Wochen häufiger vorkommt, dass die Natur die Dinge regelt, überkam mich ein Schwall an Trauer und Tränen, und so bekam ich nur nebenbei mit, wie mir Blut abgenommen wurde und die Ärztin mir sagte, sie würde sich morgen melden. Traurig und verwirrt fuhr ich nach Hause – ständig die Frage im Kopf, woher dieses komische Gefühl kam, dass etwas nicht stimmte.

Für den nächsten Tag ließ ich mich krankschreiben, ich wollte vermeiden, dass die Mitarbeiter den Anruf mitbekamen und mich aufgelöst erlebten. Der Anruf kam gegen 10 Uhr. Meine Ärztin bat mich in die Praxis, weil mein Beta-hCG-Wert viel zu hoch war. Er lag bei 2000 und bei einem solchen Wert müsste schon etwas in der Gebärmutter sichtbar sein, so meine Ärztin. Außerdem sagte sie mir noch, ich sollte ab sofort nichts mehr essen und trinken. Sie vermutete eine Eileiterschwangerschaft, die heute entfernt werden müsste. Ohne auch nur ansatzweise begriffen zu haben, was los war, machte ich mich auf den Weg zur Praxis. Ein Arzt aus dem gegenüberliegenden Krankenhaus war einbestellt, um mich auch noch mal zu untersuchen. Wie in einem Film machte ich alles mit, ohne viel zu fragen. So setzte ich mich auf den Untersuchungsstuhl und beobachtete, wie die beiden Eileiter miteinander verglichen wurden. Und da sah man es: ein Bild von einem Embryo, wie ich ihn mir in der 7./8. SSW vorstellte beziehungsweise aus dem Internet kannte. Nur saß dieser leider am falschen Platz. Meine Ärztin konnte es kaum glauben. „Da schlägt ja noch das Herz", sagte sie, was im Nachhinein echt schlimm für mich war. Direkt im Anschluss wurde ich vom Arzt über die OP aufgeklärt und musste einige Formulare unterschreiben, die für mich nichtssagend waren. Dann ging es rüber ins Krankenhaus und ein paar Stunden später wurde ich in den Operationssaal geschoben.

So weit, so gut. Wirklich emotional belastend wurde es nach der OP, und zwar als mir mitgeteilt wurde, dass der Eileiter nicht erhalten werden konnte und Endometriose festgestellt worden war. Zwar entfernte der Arzt das betroffenen Gewebe bei der OP, aber mir war bisher nicht bekannt, dass ich die Krankheit überhaupt habe. Von der einen auf die andere Sekunde fühlte ich mich völlig machtlos und hatte das Gefühl, die Kontrolle über meinen Körper verloren zu haben. Ich dachte bisher immer, ich hätte die Eigenheiten meines Zyklus im Griff und verstanden, weshalb ich zum Beispiel manchmal stärkere Schmerzen hatte, etc. Und plötzlich bekam ich eine Diagnose, nach der ich nicht gefragt hatte, dieses kleine Wesen wurde mir genommen, und ohne mein bewusstes Einverständnis auch noch mein Eileiter.

Ich weiß, das klingt bei rationaler Betrachtung dämlich, weil die OP notwendig war, da sonst der Eileiter geplatzt und dies für mich lebensbedrohlich geworden wäre, aber jegliche Vernunft rückte in den Hintergrund. Die Antworten der Ärzte befriedigten mich nicht. Keiner konnte mir sagen, warum genau ich unter den 1 bis 2 Prozent der Frauen bin, die eine Eileiterschwangerschaft erleben und gleichzeitig unter den 30 Prozent, deren Eileiter entfernt werden muss. Dazu kam die Frage, ob ich überhaupt jemals auf natürlichem Weg noch einmal schwanger werden kann. Emotional war das wirklich schwierig, denn obwohl das Schwangerschaftshormon direkt nach der OP sank, fühlte ich mich noch schwanger und war im Babymodus. Zwei Nächte musste ich im Krankenhaus verbringen, ehe ich nach Hause durfte, wo ich dann mit meinen Gedanken, meinen Fragen und mit Google allein auf der Couch war. Die nächsten Tage quälten mich zudem die Fragen, ob ich nun all mein Lebensglück für meine Karriere verspielt hatte und ein Leben ohne Kinder führen müsste. Ich hatte Angst, dass mein Umfeld mich als Versagerin betrachtet, die nur Karriere machen könne, aber keine Kinder.

Nach zwei Wochen lag mein Beta-hCG-Wert bei null und das spürte ich auch emotional, es ging nämlich stetig bergauf. Ich habe viel mit Freundinnen und der Familie darüber gesprochen. Ich beschloss, zur Akupunktur zu gehen und mit einem Heilpraktiker zu sprechen. Ich setzte mich bewusst mit der Frage auseinander, wie ich diesen Einschnitt in mein Leben integriere, ob ich dem Embryo einen Namen geben möchte oder wie ich, vor allem im Beruf, mit meiner Geschichte umgehe. Kurz gesagt: Wir – und hier erwähne ich das erste Mal die Gefühle und Sichtweise meines Partners – haben uns dazu entschieden, dem Embryo keinen Namen zu geben, doch ich kann mir gut vorstellen, dass es anderen Paaren bei der Trauerverarbeitung hilft. Auch wenn mein Mann diese emotionale Achterbahnfahrt nur von außen betrachten konnte, so hat er einen enormen Beitrag geleistet. Ich war in dieser Zeit nur mit mir selbst beschäftigt, alles drehte sich nur um mich und die Beantwortung meiner nicht beantwortbaren Fragen. Eines Abends sagte mein Mann zu mir: „Ich bin auch traurig." Er erzählte mir, wie es für ihn war, dass der Wunsch nach einem Kind von jetzt auf gleich beendet war. Wie hilflos er sich gefühlt hatte, dass er mich so traurig sehen musste, vor dem OP-Saal zwei Stunden warten musste, obwohl man ihm gesagt hatte, es würde nur 30 Minuten dauern. Durch mein starres Suchen nach Antworten war ich so ignorant meinem Partner gegenüber geworden, dass ich seine Gefühle nicht wahrgenommen hatte.

Wie ich bereits kurz angedeutet habe, machte ich mir auch viele Gedanken, wie ich mit dem Thema im Job umgehen möchte. Ein Großteil meiner Kollegen sowie mein Vorgesetzter sind männlich, was für mich schon eine große Hürde darstellt, mit ihnen über ein „Frauenthema" zu sprechen. Ich entschied mich dazu, meinem direkten Vorgesetzten in einem vertrauensvollen Telefonat davon zu erzählen. Ich bekam von ihm sehr viel Verständnis und bin froh, den Schritt gemacht zu haben. Das Vertrauensverhältnis zwischen uns beiden erhielt dadurch noch einen wesentlichen Boost. Er erzählte mir von den Fehlgeburten, die er und seine Frau erleben mussten. Und obwohl ich eine große Verfechterin da-

von bin, alles rund um das Thema Fehlgeburten zu enttabuisieren, entschied ich mich dennoch, meinen Kollegen nichts zu sagen, da das Thema für mich sehr privat und intim ist. In dem Zusammenhang möchte ich dir, liebe Anna, unbedingt sagen, welch großen Respekt ich vor dir habe, dass du offen damit umgehst.

Ich möchte allen Frauen Mut machen. Egal, welche Erfahrungen ihr gemacht habt oder machen werdet, sie werden euch in eurer ganz individuellen Geschichte prägen und stärker machen. Auch wenn das Vertrauen in den eigenen Körper erst einmal zerrüttet ist, glaube ich fest daran, dass es wiederhergestellt werden kann.

Ob es auf natürlichem Wege klappt oder nicht, wir werden an unserem Wunsch festhalten, und ich bin davon überzeugt, dass wir unser Kind kennenlernen dürfen.

Ein bisschen schwanger gibt es nicht!

Die nachfolgenden Gedanken sind mir persönlich sehr wichtig – ich weiß, es gibt sicherlich einige, die jetzt die Augen verdrehen, und mir ist ebenfalls klar, ich begebe mich da auf ein schwieriges Gebiet. Es geht um Aussagen wie „Du hast den Embryo doch sicher früh verloren, da war es eh nur ein Zellhaufen", mit denen ich, so wie bestimmt viele andere in dieser Lage, häufig konfrontiert wurde. Solche Äußerungen gehörten für mich zu den schlimmsten, die ich in dieser Zeit las oder hörte. Bewusst spreche ich nicht über die genaue Woche des Verlusts unseres kleinen Wunders. Für mich persönlich gibt der Zeitpunkt eines Abgangs Außenstehenden nicht die Messlatte in die Hand, wie schlimm der Schmerz oder die Trauer für eine betroffene Mutter beziehungsweise für das betroffen Paar ist. Jede Fehlgeburt ist für die Frau, die sie erleidet, schlimm. Auch bei Krankheiten wie beispielsweise meiner Endometriose vergleiche ich nicht. Wie sollte man das auch vergleichen können und warum sollte man das tun? Damit es immer einen gibt, dem es schlechter geht? Es gibt immer Fälle, die härter sind als die eigene Krankengeschichte oder der eigene Schicksalsschlag, doch das verändert doch nicht das Gewicht des eigenen Päckchens auf den Schultern. Natürlich wird die Bindung zum Baby stärker, je mehr Zeit wir mit diesem Wunder im Bauch verbringen, und in Relation dazu wächst die Intensität, mit der wir dann den grausamen Verlust empfinden. Trotzdem platzen für jede Frau und jedes Paar mit unerfülltem Kinderwunsch die gleichen Träume und Hoffnungen, wir alle spüren Verzweiflung und Angst. Daraus sollte kein Battle gemacht werden. Es ist ohnehin schon schwierig genug für die meisten Frauen und Paare, darüber zu reden. Auch bei Instagram habe ich einige Nachrichten von Frauen erhalten, die sich aufgrund eines sehr frühen Abgangs nicht trauen, offen darüber zu reden. Der Tenor war hier meist: „Für viele ist es ja in der Zeit noch kein richtiges Baby und darum nicht schlimm genug." Meine Absicht ist es nicht, hier eine große Debatte anzustoßen, vielmehr möchte ich die Außenwelt sensibilisieren. Leider waren es oft auch Frauen, die selbst betroffen waren, die mir mit solchen Sätzen sehr wehgetan haben. Das möchte ich euch gern ersparen und ich wünsche mir, dass dem Thema zukünftig mit mehr Sensibilität begegnet wird.

Begriff »Fehlgeburt« und »kleine« beziehungsweise »frühe Geburt«

Das Wort Fehlgeburt ist grundsätzlich schon ein negativ belasteter Begriff, der durch unsere Erfahrungen und Gefühle eine noch stärkere negative Wertung erfährt. Ich habe schnell versucht, die Fehlgeburt als frühe Geburt zu bezeichnen, denn der Ton macht die Musik – und das gilt für viele Bereiche. Es ist nicht immer einfach, das Beste aus allem zu machen, und manchmal dauert es bis nach dem Verarbeitungsprozess, um wirklich klar sagen zu können: Ich habe etwas aus der Erfahrung gelernt, bin dadurch gewachsen, oder was auch immer wir dem

Prozess irgendwann abgewinnen, um ihn akzeptieren zu können. Mir persönlich hat die Veränderung der Bezeichnung ungemein geholfen – und das ist schließlich alles, was zählt. Trauer zuzulassen gehört auch zum Verarbeitungsprozess. Es ist wichtig, alle Gedanken und Gefühle zu- und am besten auch rauszulassen, damit sie sich nicht anstauen.

Oftmals fällt dies vor allem den Männern nicht so leicht. Sie erleben die Fehlgeburt zwar nicht exakt gleich wie wir, dennoch ist es mit Sicherheit auch für sie keine einfache Zeit. Einige reden mehr darüber, andere weniger. Sargis ist zum Beispiel eher der Mann weniger Worte, doch das bedeutet nicht, dass es ihm egal ist. Ich bin in dieser Beziehung genau das Gegenteil – ich muss reden, alles totquatschen und dabei weinen. Und ich erlaube mir auch, die Tränen rauszulassen – mit oder ohne Sargis, so wie ich es gerade brauche. Auf jeden Fall aber habe ich immer gut aufgepasst, Sargis bei der ganzen Sache nicht zu vergessen, bloß weil er seine Emotionen seltener zeigt. Jeder wählt seinen eigenen Weg der Trauer, der für ihn beziehungsweise sie stimmig ist.

Man muss auch nicht sogleich wieder funktionieren. Und wenn man das Gefühl hat, alles um einen herum bleibt stehen, so geht es dennoch weiter und der Verarbeitungsprozess ebenfalls. Anfangs habe ich mich nicht getraut, wieder Spaß zu haben, ich dachte, ich muss jetzt die ganze Zeit traurig sein, was ich natürlich auch war. Doch habe ich mir jegliche Art an Ablenkung verboten. Das würde ich jetzt nicht mehr machen. Denn es ist okay, auch in der Trauerphase leichte Momente zu haben, sich über etwas zu freuen und ein eigenes Lächeln zu spüren. Das gibt uns schließlich auch Hoffnung und Mut, weiterzumachen.

Trauer bei Fehlgeburt, Totgeburt und Kindstod

Die Trauer, die eine Frau oder ein Paar durch einen unerfüllten Kinderwunsch, eine Fehl- oder Totgeburt empfindet, ist von der Intensität her mit dem Schmerz vergleichbar, den ein Mensch beim Tod einer geliebten Person empfindet.

Tröstliche Rituale bei Fehlgeburten

Obwohl ich einige Frauen in meinem Umfeld habe, die bereits eine oder sogar mehrere Fehlgeburten hinter sich haben, wusste ich, bis ich selbst betroffen war, gar nicht, dass es Rituale gibt, die beim Umgang mit der Trauer helfen können. Mir hat Prof. Dr. Wischmann, mein Kinderwunschpsychologe, sehr geholfen. Zunächst hatte ich keine großen Erwartungen, denn für mich war klar: Wegzaubern kann meine Trauer keiner. Doch Prof. Dr. Wischmanns Sicht auf die Dinge hat mir sehr oft geholfen. Durch ihn habe ich auch ein Ritual kennengelernt, das viele Betroffenen durchführen, um ihre Trauer „zu begraben".

Irgendwann ist der Zeitpunkt gekommen, an dem man sich bereit fühlt, das Erlebte allmählich loszulassen. Dabei geht es nicht darum, das Baby zu vergessen, sondern vielmehr darum, weiterzugehen im Leben und nach vorn zu schauen. Gemäß dem Ritual kann man den aufbewahrten positiven Schwangerschaftstest und vielleicht auch das eine oder andere Ultraschallbild an einem Ort der Wahl vergraben. Symbolisch ist diese Stelle dann ein persönlicher Rückzugs- oder Trauerort, ein Platz, an dem ihr weinen dürft und ganz für euch seid. Mir sagte Prof. Dr. Wischmann damals, es sei wichtig, dieses Ritual nicht zu früh durchzuführen, sondern erst, wenn man das Gefühl hat, im Verarbeitungsprozess schon vorangekommen zu sein. Ihr werdet selbst spüren, wann und ob der Zeitpunkt gekommen ist. Ich habe mir in der Nähe unserer Wohnung einen schönen Baum gesucht. Dort habe ich gemeinsam mit meiner besten Freundin Betty mein Ultraschallbild und einen der positiven Schwangerschaftstests vergraben. Den anderen Test bewahre ich in einer Box auf – ich brauche ihn bei mir als Erinnerung. Dieser Moment unter dem Baum war für mich sehr emotional und gleichzeitig auch erleichternd. Symbolisch betrachtet, gab ich mir die Erlaubnis, von jetzt an wieder weiterzugehen und in die Zukunft zu blicken. Trotzdem ist unser kleines Wunder nicht vergessen.

Hier findet ihr drei Initiativen, die Hilfeleistung für Betroffene bieten:

 schmetterlingskinder.de

 initiative-regenbogen.de

 sternchenkinder.de

KAPITEL 9

»Jeder hat Psyche«

Psychische Betreuung während des Kinderwunschs

Einfach war die ganze Reise nicht immer. Gerade am Anfang fühlte ich mich mit dem Kinderwunsch oft überfordert. Wenn andere davon sprachen, dass sie schwanger sind oder ein Baby bekommen haben, haben sich mir die Gedärme verknotet. Kaum jemand aus unserem Freundeskreis wusste von unserem Kinderwunsch und das hat es nicht gerade einfacher gemacht. Heute spreche ich offen darüber und dennoch gibt es Momente, da macht es mir wahnsinnige Angst, nicht überblicken zu können, was noch alles auf mich zukommt. Doch ich habe meinen Weg gefunden, damit umzugehen.

Das Mindset spielte für mich schon immer bei allem eine zentrale Rolle – bereits im Umgang mit meiner Endometriose habe ich gelernt, dass/inwiefern die innere Haltung zum Wohlbefinden beiträgt. Trotzdem lasse ich negative Gedanken auch zu, wenn ich mich danach fühle. Mir ist auch wichtig, diese zu reflektieren. Ich achte jedoch darauf, nicht in einen endlosen Strudel aus negativen Gedanken zu geraten. Grundsätzlich bewerte ich Trauer und Weinen jedoch nicht als etwas Negatives. Ich mache mir somit keinen Druck, immer positiv zu sein, freue mich aber natürlich, wenn es mir gelingt. Schließlich ändert all das Grämen nichts an der Situation. Es macht mich nicht fruchtbarer, wenn ich den ganzen Tag depressiv bin, sondern nimmt mir eher die Kraft, die ich brauche, um diesen Weg weiterzugehen. Ich habe meinen persönlichen Umgang mit dem Thema entwickelt und ich erzähle euch das nicht, damit ihr es genauso macht. Jede Situation ist individuell und ich bin die Letzte, die versucht, jemandem meine Methoden aufzudrücken. Doch vielleicht sind meine Erfahrungen ja Inspiration für euren eigenen Umgang mit dem Kinderwunsch.

Mit einem unerfüllten Kinderwunsch trägt man eine große unsichtbare Last auf den Schultern und es ist okay, nicht an jedem Tag gleich stark zu sein. Die Behandlung ist anstrengend genug, wer braucht da noch psychische Downs obendrauf? Keiner natürlich, doch Fakt ist halt: Die psychische Belastung ist da. Beides in Kombination hat mich sehr ausgelaugt. Monat für Monat grüßt das elendige Murmeltier: Wieder nicht geschafft! Doch mit jedem neuen Zyklus kommt auch eine neue Chance. Diesen Gedanken versuche ich überwiegend in mir wirken zu lassen, und er fühlt sich schön an. Natürlich zaubert er nicht die Tatsachen weg und kleine Affirmationen und mein positives Mindset heilen nicht den ganzen seelischen Schmerz, der durch den Kinderwunsch ausgelöst wird. Das ist absolut klar und schönreden möchte ich hier gar nichts. Ich kann nur sagen, dass es mir guttut, positiv zu denken und nicht nur zu Hause zu sitzen und zu schmollen, denn das ändert nichts an meiner Situation.

Mir ist es wirklich äußerst wichtig, zu betonen, dass jeder auf seine Weise mit seinen Emotionen beim Kinderwunsch umgeht. Wir fühlen und reagieren unterschiedlich. Während meiner Fehlgeburt konnte ich zum Beispiel die Kinder meiner Freundinnen nicht sehen, obwohl ich sonst gern Zeit mit ihnen verbringe. Das habe ich klar kommuniziert und nach einer gewissen Zeit war es wieder okay für mich. Ich weiß, dass es für viele Frauen schwierig ist, wenn die beste Freundin, die Schwester oder sonst jemand aus dem Umfeld schwanger wird – und wenn es dann auch gleich beim ersten Anlauf geklappt hat ... Autsch! So eine Nachricht ist nicht immer leicht verdaulich, das verstehe ich absolut.

Aber auch gegen solche Gefühle arbeite ich mit positivem Gedankengut. Denn was nimmt mir meine Freundin damit weg? Sie macht mich ja nicht weniger fruchtbar damit, weil sie ein Baby bekommt und es bei ihr schneller geklappt hat als bei mir. Natürlich empfinde ich es manchmal als unfair, aber es belastet mich nicht mehr so wie am Anfang. Trotzdem habe auch ich immer wieder schwache Momente, und wenn es im Park mal wieder nur so wimmelt von Müttern mit Kinderwagen, würde ich am liebsten einen großen Bogen um sämtliche Spielplätze machen bei meiner Runde mit Oskar.

Doch schwache Momente sind erlaubt. Vielleicht kannst du dich momentan auch nicht für die zehnte deiner Freundinnen freuen, die soeben ihre Schwangerschaft verkündet hat, während du gerade wieder negativ getestet hast. Dafür kommst du nicht in die Hölle! Alle Emotionen haben eine Berechtigung und jedes Gefühl darf raus – eventuell mit etwas Rücksicht auf dein Gegenüber. Meine Verfahrensweise ist, das Positive und Negative miteinander zu verbinden, beides darf seinen Platz in meiner Gefühlswelt haben. Manchmal möchte ich gern stundenlang weinen und ein anderes Mal verwandle ich meine negativen Gefühle lieber in etwas Positives. Selbst wenn der rettende gedankliche Strohhalm mal mickrig ausfällt, hilft mir das Umdenken.

Genauso hilfreich empfinde ich es, mit meinen Freunden zu reden, meine Gedanken „totzudiskutieren" oder sie aufzuschreiben – ich bediene mich verschiedener Ventile. Spaziergänge mit Oskar tun mir ebenfalls gut, dort kann ich meine Gedanken fliegen lassen. Und wisst ihr, was ich dabei gern mache? Ich stelle mir vor, wie es ist, wieder einen positiven Schwangerschaftstest in der Hand zu halten. Ich tagträume davon, wie ich es Sargis erzähle und wir unseren Familien und Freunden die wunderschönen Babynews überbringen. Das sind auch die Momente und die Personen, die mir Energie geben. Bei Spaziergängen lade ich meine Batterien auf, bei Besuchen unserer Familien, bei einem gemütlichen Abend mit Freunden, wo ich auch mal ein Glas Wein trinke und mir nicht alles verbiete, bloß weil dies und jenes ja schlecht für den Kinderwunsch ist. Verbiete ich mir alles, habe ich bald wirklich keine Freude an unserem Wunsch, und das wäre doch viel zu schade.

Denn der Kinderwunsch überlappt sich mit vielen Lebensbereichen. Wie ich bereits erwähnte, wussten anfangs nur eine Handvoll Leute von unserer Kinderwunschbehandlung. Im Nachhinein entpuppte sich diese Handhabe für mich als kleiner Fehler. Mein Umfeld immer anzulügen, hat mich angestrengt. Es war belastend, nicht frei über meine Gedanken sprechen zu können. Das Thema totzuschweigen in der Hoffnung, dass es dadurch weniger schwer wird, kann ich echt niemandem empfehlen. Wenn ich euch also einen Tipp mitgeben darf, mit dem ich mich auch viel wohler fühle, dann ist es, über den Kinderwunsch zu reden und sich vor nichts und niemandem zu verstecken. All unsere Facetten sind schön! Prof. Dr. Wischmann gab mir bei meiner ersten Sitzung noch einen sehr wertvollen Gedanken mit auf den Weg: nämlich, dass wir unseren Kinderwunsch wie eine Abenteuerreise in ein unbekanntes Land betrachten und auch dementsprechend durchdenken können – dazu gehört nicht nur die Planung der einzelnen Etappen, sondern auch das Ziel. Das bedeutet, wir sollten uns fragen, ob es einen Exitplan gibt, womit wir dem Kinderwunsch auch Grenzen setzen.

Betroffene Sandra, 34 Jahre:
Seit zwei Jahren versuchen mein Mann und ich jetzt, schwanger zu werden. Untersuchungen meines Arztes ergaben, dass mein Körper nur selten Follikel produziert – das erklärt meinen oft sehr langen Zyklus, teils bis zu 60 Tage. Wir haben schon mit Clomifen unterstützt, wodurch die Schleimhaut gut aufgebaut wird und Follikel gereift sind, aber geklappt hat es bisher leider trotzdem nicht. Seit zwei Jahren hangeln wir uns jetzt wie gesagt von einem weit entfernten Zyklus zum nächsten und ich sage mir ständig: Sandra, hab Geduld, du wirst dein Wunder bekommen! Ich gebe die Hoffnung nicht auf, dass auch wir irgendwann unser herbeigesehntes Wunschkind in den Armen halten werden. Ich glaube, alles im Leben hat seinen Grund, und es wird alles gut werden, auch wenn man manchmal Umwege gehen muss.

Wie mächtig ist (Kopf-)Stress?

Genau diese Frage hat mir oft Stress gemacht, denn bei jedem Versuch hatte ich Angst, mir zu viele Sorgen zu machen, mich zu sehr unter Druck zu setzen und vielleicht schuld daran zu sein, dass es nicht klappt. Dr. Google hat mich vollends verrückt gemacht – da liest man auf jeder Seite eine andere Antwort und je nach Informationsquelle kann man sich gleich ein Urteil auf die Stirn stempeln: schuldig!

„Entspann dich doch einfach mal!" Schon das Wort „einfach" löst Stress in mir aus, denn einfach ist das ganz und gar nicht. Wenn ich genauer darüber nachdenke, wie ich mich lockermache, dann fällt mir auf, dass ich sogar Kraft aufbringen muss, um mich zu entspannen ... Verrückt, oder? Eigentlich finde ich es beinahe schon lustig, vielleicht etwas dunkel dieser Humor, aber dennoch reicht der Widerspruch in sich, dass ich mir allein deshalb keinen Stress mehr mache. Doch an diesem Thema scheiden sich die Geister. Meine bisherigen Kinderwunschzentren haben mir klar kommuniziert, dass mein Alltagsstress keinen Einfluss auf den biologischen Prozess hat – ebenso wenig der Kopfterror, „das hat bestimmt nicht geklappt". Das betont auch der Kinderwunschpsychologe Prof. Dr. Wischmann in seinen Büchern und Artikeln immer wieder. Alltagsstress spielt demnach keine Rolle! Mir persönlich nimmt diese Aussage den Druck und ich kann beruhigt damit aufhören, bis ins letzte Eck meiner Gedanken alles auf den Kopf zu stellen. Immerhin gibt es genügend Workaholics, die trotz immensem Arbeitsstress schwanger werden. Oder Frauen, die in Krisengebieten oder anderen äußerst extremen Lebenssituation stecken und dennoch schwanger werden – teils sogar ohne expliziten Kinderwunsch; Mediziner und Psychologen sprechen hier häufig von „Vergewaltigungsopfern". Unser Körper ist widerstandsfähiger, als wir oft glauben. Natürlich ist der Alltagsstress nur so lange vergleichsweise harmlos, bis die psychische Belastung den Rahmen sprengt und vom Kopf auf den Körper übergreift. Sprich: Schlafstörungen oder gar Schlaflosigkeit,

Hungern bis zu einer Essstörung, Durchfälle, Erbrechen – einfach alles, wobei die Psyche physische Symptome auslöst.

Natürlich kann man nicht immer den ausgestreckten Zeigefinger auf die Psyche richten und sie ständig als Übeltäter beschuldigen. Und vor allem ist es wichtig, dass man neben dem Kinderwunsch auch noch andere Gedanken zulässt. Prof. Dr. Wischmann sagt klar und deutlich: dem Kinderwunsch Raum geben und ihn gleichzeitig begrenzen, auch in der Dauer. Das bedeutet, sich auch einen Schlusspunkt zu setzen und im Fall der Fälle, dass der Kinderwunsch sich nicht erfüllt, mit einem alternativen Lebensplan weiterzumachen.

Wie gesagt, den einen richtigen Weg, der für alle funktioniert, gibt es nicht – genau diese Botschaft ist mir so wichtig. Es gibt so viele Klugscheißer auf der Welt, nicht nur beim Kinderwunsch. Dabei weiß jede und jeder für sich selbst am besten, was ihm oder ihr guttut – unser Körper- und Bauchgefühl, unser Instinkt helfen uns dabei. Wenn ich eines nicht ausstehen kann, dann sind es all die Versprechen, die im Netz, in sämtlichen Artikeln und Büchern kursieren: Du musst dies tun, du musst das tun und dann klappt es! Als in mir der Gedanke reifte, dieses Buch zu schreiben, kristallisierte sich schnell heraus, dass ich vor allem von einer Sache wegkommen wollte: diesem ständigen Müssen. Und auch das ewige Herumkauen auf dem Thema Stress. Sobald man den Kinderwunsch hat, dreht sich alles nur darum. Dies meine ich in keinerlei Weise negativ. Ich möchte nur daran erinnern, dass wir uns ein bisschen was gönnen sollten, das Normalität in den ganzen Wahnsinn bringt. Wir fokussieren uns sehr auf das Ziel und sollten dabei nicht vergessen, dass wir auch auf dem Weg zu diesem Ziel ein Leben führen, das bewusst gestaltet werden darf. Also machen wir das Beste draus! Vielleicht hilft es euch, wenn ihr ein Tagebuch führt, eure Gedanken aufschreibt und genau schaut, welche Themen, Phasen oder Situationen euch wiederholt belasten. Mir hilft es übrigens immer, meine Sorgen rauszutanzen. Und auch wenn ich vom Tanzen natürlich nicht schneller schwanger werde, vergesse ich dabei für einen kurzen

Moment, dass ich es überhaupt werden will, und das tut verdammt gut ab und zu. Was mir auch viel Stress nimmt: meine Agenda auszusortieren und das Wichtige von dem Unwichtigen trennen. Ich frage mich: Muss ich jetzt unbedingt alles machen oder kann auch etwas liegen bleiben? Ich versuche, mich auf das Hier und Jetzt zu konzentrieren, und habe mich bewusst dagegen entschieden, mit meinen Gedanken im Gestern herumzuhängen und dort in alten Sorgen und Problemen zu wühlen – einfach nur, um eine Baustelle weniger zu haben. Der Kinderwunsch ist ja schon eine Großbaustelle!

»Es bedeutet nicht, dass ich etwas vergessen möchte,
wenn ich es loslasse. Es bedeutet, ich lasse los,
dass die Situation mich belastet.«

Hat die Psyche einen Einfluss auf den Kinderwunsch?

Prof. Dr. Wischmann: *Niemand ist gern hilflos oder ohnmächtig. Ängste sind auch nicht schön und Schuldgefühle möchte ebenso niemand haben. Wenn Sie aber wegen Ihres bisher unerfüllten Kinderwunschs medizinische Unterstützung in Anspruch nehmen, werden Ihnen früher oder später solche Gefühle begegnen. Die Kinderwunschbehandlung entwickelt sich meist zu einer Achterbahn der Gefühle, eine Achterbahn zwischen Hoffnung und Enttäuschung, die gefühlt immer schneller wird und aus der der Ausstieg immer schwerer erscheint.*

Ungewollte Kinderlosigkeit ist ein Schicksalsschlag, der jedes Paar meist völlig unerwartet treffen kann, er sollte von Außenstehenden nicht bagatellisiert werden. Viele Paare erleben Trauerprozesse, die so intensiv empfunden werden wie der Verlust eines nahen Angehörigen oder das Erleben einer eigenen schweren Erkrankung. Die Angst, dass der Traum vom eigenen Kind zum Albtraum wird, kann einem zeitweise den Atem nehmen. Dass diese Paare sich dann nicht ungetrübt über Schwanger-

schaftsnachrichten aus dem Umfeld freuen können, sollte da eigentlich klar sein.

Von vier kinderlosen Paaren ist eines ungewollt kinderlos – wir wissen aber nicht, welches, da dieser Verlust erst einmal unsichtbar ist. Die moderne Medizin kann doch all diesen Paaren helfen, werden Sie jetzt vielleicht sagen. Eine Garantie auf ein Kind gibt es aber nicht: Viele Paare werden auch mit medizinischer Hilfe nicht schwanger, und leider sind Fehlgeburten nach „künstlicher Befruchtung" nicht selten. Pro Behandlungszyklus sieht es im Durchschnitt so aus: Von zwölf Paaren, die diesen Weg beginnen, kommt es bei zehn Paaren zu einem Embryotransfer, drei werden dann schwanger, aber nur zwei gehen mit einem Kind nach Hause. Die „übrig gebliebenen" zehn Paare erleben den Behandlungszyklus oft wie einen K.-o.-Schlag beim Boxen: Es tut richtig weh, auch wenn sie wieder auf die Beine kommen werden.

Welche Rolle spielt nun die Psyche beim Schwangerwerden (und -bleiben)? Das ist klar zu beantworten: so gut wie überhaupt keine. Auch das Thema Stress kann schnell abgehakt werden: Solange wir nicht in Kriegszeiten leben, spielt der Stress beim Kinderwunsch keine Rolle. Erst wenn ein Paar vor lauter Kinderwunschstress anfängt, schachtelweise Zigaretten zu rauchen oder literweise Kaffee zu trinken, wenn die Frau eine Magersucht entwickelt oder beginnt, übermäßig Sport zu treiben, oder wenn der Mann im Rahmen seines Fitnesstrainings Anabolika einnimmt, ist die Psyche indirekt am unerfüllten Kinderwunsch ursächlich beteiligt. Sonst nicht. Punkt.

Das klingt nun nach einer guten Nachricht, dass es eine Art innere Blockade beim Kinderwunsch nicht gibt – nur noch bei sogenannten „Heilern", die das Geschäft mit der Hoffnung schamlos betreiben und damit Kinderwunschpaare hemmungslos abzocken. Den Kinderwunsch loslassen und dann doch schwanger werden: Das ist magisches Denken und funktioniert so nur im Märchen. Die extrem wenigen Paare, bei denen das so erscheint, bleiben im Gedächtnis und begegnen uns freudestrahlend in den Medien, alle anderen aber bleiben im Schatten.

Dass die Psyche keine ursächliche Rolle beim Schwangerwerden spielt, nimmt zwar Ihre möglicherweise vorhandenen Schuldgefühle und entlastet Sie, es fällt damit allerdings auch ein weiterer „Wenn-dann"-Gedanke weg: Wenn ich wegen des Stresses nicht schwanger würde, würde ich durch mehr Entspannung schneller schwanger werden. So ist es aber nicht. Auch beim Schwangerbleiben spielt die Psyche keine Rolle: Fehlgeburten werden durch Alltagsstress sicher nicht ausgelöst. Die moderne Medizin kann helfen, die Voraussetzungen für eine Schwangerschaft zu optimieren, aber sie kann keine Schwangerschaft erzwingen, auch nicht mit wiederholten Behandlungszyklen. Dieses führt bei vielen Paaren in Kinderwunschbehandlung zu Gefühlen von Hilflosigkeit und Ohnmacht. Da ist es extrem hilfreich, als Paar einen Fahrplan entwickelt zu haben, der einen durch die Kinderwunschbehandlung leitet und eine Perspektive gibt. Zum Fahrplan sollten unbedingt auch frühzeitig ein „Plan B" und „Plan C" etc. gehören, diese sollten kein Tabu sein. Der Plan B in der Tasche verringert die Schwangerschaftschancen sicherlich nicht.

Im Fahrplan sollte weiterhin auch eine Grenze gesetzt sein, da diese von außen meist nicht gesetzt wird. Lassen Sie sich in der Kinderwunschbehandlung nicht auf das glückliche Ende vertrösten. Was ist, wenn das Traumkind nicht kommt, sind Sie darauf – soweit möglich – überhaupt vorbereitet? Bei fortbestehender ungewollter Kinderlosigkeit geht es zunächst einmal um anstrengende Trauerarbeit und da möchte niemand gern durch. Trauerarbeit setzt letztlich aber wieder diejenigen Energien frei, die zuvor im Auf und Ab der fortpflanzungsmedizinischen Behandlung gebunden waren. So ist unterm Strich dann doch noch etwas gewonnen und eine Lebenskrise wurde erfolgreich bewältigt. Paare mit Kinderwunsch führen stabilere Beziehungen als andere Paare, unabhängig davon, ob sich ihr Wunsch dann schließlich erfüllt hat oder eben nicht.

Also, zusammengefasst: Als Ursache kommt die Psyche bei unerfülltem Kinderwunsch fast nie infrage. Für die Verarbeitung dieser Lebens-

> krise ist sie hingegen enorm wichtig: Als Paar sollten Sie sehr gut miteinander in Kontakt sein und bleiben, andere Baustellen außerhalb des Kinderwunschs möglichst ruhen lassen, die Last ungewollter Kinderlosigkeit idealerweise auf mehrere Schultern verteilen (z.B. die beste Freundin/den besten Freund miteinbeziehen). Es hilft: aktiv die eigenen Energiequellen aufsuchen und dort die Batterien aufladen, z.B. in die Natur gehen, kreativ tätig sein, sich im positiven Sinne ablenken, aktiv Sport treiben und die Sorgen raustanzen.

Was hat es auf sich mit »Kaum hatte ich den Kinderwunsch abgelegt, wurde ich schwanger«?

Kennen wir sie nicht alle? Die wunderschönen Geschichten von Bekannten oder Bekannten von Bekannten: „Als sie all ihre Sorgen losgelassen und den Kinderwunsch aufgegeben hatte, ist sie schwanger geworden" oder „Sie adoptierten und ein Jahr später war sie auf natürlichen Wege schwanger". Ich kenne solche Geschichten von vielen Frauen aus meinem persönlichen Umfeld, aber auch von meinen bezaubernden Followern, die mir Mut machen wollen. Natürlich habe ich Prof. Dr. Wischmann bei einem meiner Termine auch darauf angesprochen. Denn obwohl ich selbst ebenfalls der Meinung bin, dass nicht gleich jeder Stress eine Schwangerschaft verbaut, machen mich diese Geschichten dennoch stutzig.

Fälle mit positivem Ausgang versus jene Fälle, von denen man nie wieder was hört

Versteht mich nicht falsch, ich will keine schönen Geschichten schlechtreden oder sie anzweifeln. Natürlich gibt es sie. Doch genauso viele Fälle existieren, deren Ausgang nach wie vor ungewiss ist oder eben dauerhaft kinderlos. Bloß hören wir von diesen Fällen einfach irgendwann nichts mehr. Schließlich gibt es ja nichts Neues zu erzählen.

Eine positive Überraschung hingegen erzählt man doch gern weiter. Klar, da stecken ja auch viele wundervolle Emotionen drin, wenn es dann doch noch geklappt hat.

Ich gehe immer sehr realistisch an die Dinge heran. Gerade das Thema Kinderwunsch bietet nun einmal viele Diskussionspunkte und wem der Gedanken hilft, dass es immer noch Hoffnung auf ein Wunder gibt, sobald man den Kinderwunsch losgelassen hat, möge daran festhalten. Hoffnung ist etwas Gutes und jeder darf und sollte auf seine eigene Weise die Kinderwunschreise antreten. Richtig oder falsch gibt es nicht bei diesem individuellen und emotionalen Thema. Ich denke, es ist wichtig, auf das eigene Gefühl zu hören und sich nicht zu sehr beeinflussen oder gar beirren zu lassen.

Prof. Dr. Wischmann sagt zu diesem Thema Folgendes: „Die Menschen sprechen lieber über Wunderheilung und die positiven Wendungen in einer Geschichte. Wir Menschen wollen lieber die schönen Geschichten hören. Dafür blenden wir manchmal sogar bewusst Negatives aus."

Und das ist völlig in Ordnung. Ich finde es ja auch schön, wenn meine Follower mir schreiben, dass es bei ihnen aus den unterschiedlichsten Gründen jetzt doch noch geklappt hat. Dabei freue ich mich vor allem über die Tatsache an sich – der Herzenswunsch eines Menschen hat sich erfüllt. Das schenkt Mut. Allerdings würde ich jetzt nicht davon ausgehen, dass es bei mir auch klappt, wenn ich alles genauso mache wie die Followerin, die schließlich doch noch Glück hatte. Wir sind alle verschieden.

Wie Männer unter dem Kinderwunsch leiden

Auch wenn es für uns Frauen manchmal nicht so offensichtlich ist, unsere Männer leiden auch unter dem unerfüllten Kinderwunsch. Sie zeigen es eventuell nicht ganz so stark wie wir, spurlos geht es dennoch nicht an ihnen vorüber. Davon gehe ich zumindest aus. Männer scheinen stiller zu leiden. Doch genau wie wir sind auch sie keine Roboter. Sicherlich können sie den körperlichen Anteil nicht wirklich nachvollziehen und all die Gefühle, die für uns schon allein damit einhergehen. Doch auch wenn sie es nicht am eigenen Leib erleben, wie es sich anfühlt, hormongebeutelt zu sein, körperliche Eingriffe über sich ergehen zu lassen – hilflos und ohne Handhabe danebenzustehen, ist für sie oft auch nicht leicht. Und dann gibt es ja auch Fälle, in denen der Mann der Verursacher ist – da gibt es dann Themen, die wir Frauen schlechter nachempfinden können. Der Stolz ist verletzt, die Männlichkeit wird infrage gestellt.

> **Betroffener Benedikt Schwan, Wissenschaftsjournalist und Autor:**
> *Ich hatte immer dieses Bild im Kopf, wie ich mit meinem Sohn auf den Schultern an der Küste jener norwegischen Insel entlanglaufe, wo meine Frau und ich regelmäßig sind, wenn wir genug von der Großstadt haben. Wie ich ihm alles zeige und erkläre. Wie er lacht und mich Dinge fragt. Wenn ich daran denke, kommen mir jetzt noch die Tränen.*
> *Als ich die Diagnose Azoospermie bekommen habe – das heißt: keine Samenzellen im Ejakulat –, war es so, als wäre dieses Kind gestorben. Der Arzt saß mir im Kinderwunschzentrum gegenüber und hat mir aus dem Nichts diesen Schlag versetzt. Plötzlich war alles anders.*
> *Das Schlimmste an der Situation war, dass ich ihr nicht entkommen konnte. Ich konnte sie nicht verdrängen. Auch wenn ich das versucht und mir vorgemacht habe, ich könnte die Diagnose irgendwie mit reiner Anstrengung verändern. Ich habe zum Beispiel viel abgenommen, wieder mehr Sport gemacht, meine Ernährung umgestellt. Aber Azoospermie hat damit oft nichts zu tun.*
> *Dann habe ich die typischen Trauerphasen durchgemacht und mir die klassischen Fragen gestellt: Warum passiert das ausgerechnet mir? Liegt vielleicht eine Verwechslung vor? Ich wollte die Diagnose nicht wahrhaben, ließ mein Ejakulat noch mehrmals untersuchen. In norma-*

len Kinderwunschzentren wird das in der Regel gar nicht gemacht, sondern immer nur eine Probe der Probe genommen, weil das billiger ist. Dabei sollten azoosperme Männer immer ihr gesamtes Ejakulat untersuchen lassen. Manchmal werden doch noch Samenzellen gefunden, die sich für eine künstliche Befruchtung eignen. Darum habe ich Fachleute gesucht. Geholfen hat es leider nicht.

Schließlich kamen die weiterführenden Fragen. Ich bin Journalist, ich will Dinge verstehen. Herausforderungen bearbeite ich, indem ich Fragen stelle. Also begann ich zu recherchieren, mit Expertinnen und Experten zu sprechen und fand heraus, dass immer mehr Männer von Unfruchtbarkeit betroffen sind, um die sich weder in der Politik noch in der Forschung ernsthaft gekümmert wird, weil dafür angeblich kein Geld da ist. Die Kosten werden den Opfern aufgebürdet. Dass durch diese fehlende finanzielle Unterstützung eine Art wirtschaftliche Selektion werdender Eltern stattfindet, beklagen auch Forscherinnen und Forscher.

Als ich an meinem Buch arbeitete, merkte ich, dass diese Art der Beschäftigung mit dem Thema einerseits eine Verarbeitung meines unerfüllten Kinderwunschs war, aber auch eine Verdrängung. Voll im journalistischen Modus, hatte das Thema immer weniger mit mir selbst zu tun. Investigative Fragen führen nicht automatisch zu persönlichen Antworten. Als Mann hatte ich das Gefühl, nicht liefern zu können, meine gesellschaftliche Funktion nicht zu erfüllen. Wird meine Frau mich verlassen? Werde ich noch als Mann wahrgenommen? Welchen Sinn hat meine Existenz eigentlich, wenn ich mich nicht fortpflanzen kann?

Was so hart klingt, waren die schmerzlichen Ungewissheiten, die ich für mich klären und sortieren musste. Es hat mir geholfen, mich auf den Reichtum zu konzentrieren, den es in meinem Leben schon gibt. Dabei hat meine Frau mich wahnsinnig viel unterstützt. Es geht uns ja gut, wir sind ansonsten völlig gesund, haben ordentliche Jobs, können uns Ausflüge, Reisen und Restaurantbesuche leisten. Und vor allem haben wir einander. Für meine Frau kam es nicht infrage, dass wir uns wegen meiner Zeu-

gungsunfähigkeit trennen würden. Ihr ist es wichtig, dass unsere Beziehung erhalten bleibt. Wir schätzen uns einfach glücklich, uns im Leben gefunden zu haben. Auch wenn die Zukunft, die wir uns eigentlich ausgemalt hatten, mit der Diagnose gestorben ist, so werden wir ja immer noch eine gemeinsame Zukunft haben. Außerdem bin ich stolzer, mehrfacher Onkel. Während ich diese Zeilen schreibe, ist mein jüngster Neffe gerade erst ein paar Tage alt. Es gibt also Kinder in meiner Familie, an die ich etwas weitergeben kann.

Ich würde allen, die Kinder wollen, aus meiner Erfahrung unbedingt eines raten: Kümmert euch rechtzeitig ums Kinderkriegen. Meine Frau und ich waren Mitte 30, als wir das Thema angegangen sind. Erst mit Anfang 40 haben wir endlich die Ursachen unserer unfreiwilligen Kinderlosigkeit abgeklärt. Die Zeit ging einfach so schnell ins Land. Das ist auch der Grund, warum wir jetzt so gut wie keine Chancen mehr haben. Wenn es möglich ist, mit unter 30 Nachwuchs anzugehen, macht es! Die Zeit um 25 gilt als die fruchtbarste bei Mann und Frau. Hätten wir uns früher mit dem Thema befasst, dann wäre uns unsere Problematik schon eher aufgefallen. Wir hätten mehr Zeit gehabt, uns mit alternativen Behandlungsmöglichkeiten zu beschäftigen, und die Erfolgschancen wären erheblich größer gewesen.

Ein Reproduktionsmediziner sagte mir einmal, dass 70 Prozent aller Kinderwunschbehandlungen nicht nötig wären, wenn die Paare nur jünger seien. Bei uns ist es jetzt so, dass altersbedingt verschiedene Risikofaktoren zusammenkommen, die es sehr viel unwahrscheinlicher machen, dass reproduktionsmedizinische Techniken uns zu leiblichen Eltern machen könnten – unserer Ansicht nach zu unwahrscheinlich, um sich den Gefahren auszusetzen.

Es gibt eine Operation, bei der man chirurgisch nachschauen könnte, ob sich in meinem Hoden noch Spermien befinden, die es eben nicht ins Ejakulat schaffen. Das nennt sich TESE oder M-TESE, wenn es unterm Mikroskop stattfindet (was ich in jedem Fall empfehlen würde aufgrund der höheren Präzision und der dadurch auch geringeren Verletzungsge-

fahr). Aber selbst wenn man Spermien findet, ist die Chance gering, dass es dann mit meiner Frau, die über 40 ist, mit einer künstlichen Befruchtung klappen würde. Übrigens haben auch wir Männer eine biologische Uhr. Die Spermienqualität lässt mit dem Alter nach, und das schon ab 30 aufwärts. Das wissen viele nicht.

Unfruchtbarkeit ist der vielleicht einzige medizinische Bereich, in dem ausnahmsweise mal die Männer vernachlässigt werden. Die ganze Last der Behandlung liegt hier ja ohnehin auf der Frau. Wir wissen beim Mann noch viel zu wenig und wir tun gleichzeitig so, als seien Spermien nur eine einfache Beigabe. Der Staat investiert viel zu wenig Geld in Forschung und sieht das Problem gar nicht. Ich selbst bin in mehreren Studien und kenne viele Wissenschaftler, aber niemand kann mir sagen, warum ich zeugungsunfähig bin. Und das wird vermutlich auch so bleiben.

Es ist bekannt, dass sich die Spermienkonzentration bei Männern in den westlichen Ländern seit den Siebzigern halbiert hat. Und wir haben keine Ahnung, warum.

Männer wollen leibliche Väter werden. Wenn sie das nicht können, tut das verdammt weh. Es gibt da überhaupt keinen Unterschied zur Frau.

Ich habe mein Buch „Ohnekind" auch geschrieben, um auf eine schlimme Schieflage hinzuweisen. Nachwuchs und Fortpflanzung sind Themen, die uns als Bevölkerung alle angehen. Auf der einen Seite wird Alarm geschlagen, dass in Deutschland die Geburtenrate sinkt und unsere Gesellschaft überaltert, Stichwort „Rente", „Pflege" und so weiter. Auf der anderen Seite werden künstliche Befruchtung und andere assistierte Reproduktionsmaßnahmen seit der Gesundheitsreform 2003 nur noch zur Hälfte übernommen und ab dem vierten Versuch gar nicht mehr. Wie passt das zusammen? Wir lassen potenzielle Eltern mit Kinderwunsch einfach im Regen stehen. Ich kenne Paare, die Zehntausende Euro ausgeben mussten und sich hoch verschuldet haben. Das ist für ein so reiches Land wie unseres einfach nur peinlich. Immer mehr Menschen sind betroffen. Wir verbauen uns damit die Zukunft, denn Kinder sind die Zukunft.

Belastungsprobe für die Beziehung: wie der gemeinsame Kampf Paare zusammenschweißt

Unterschiedliche Gefühle, verschiedene Ursachen und doch sitzt jedes Paar im selben Boot. Beide wollen ein Kind, nur dass zwischen Wollen und Können Welten liegen. Jeder Mensch verarbeitet Dinge anders, das ist auch in einer Beziehung so. Der Kinderwunsch kann zusammenschweißen, aber auch eine Belastungsprobe darstellen.

Betroffene Svenja:
Unsere Kinderwunschreise begann 2018. Da wir beide genetisch vorbelastet sind, war für uns eine genetische Untersuchung unumgänglich. Glücklicherweise gab es keine Auffälligkeiten. Seit 2019 sind wir in der Kinderwunschbehandlung und haben bereits einige Tests hinter uns. Insgesamt sind mittlerweile zweieinhalb Jahre vergangen und ein Umzug vom Land in die Stadt erfolgt, doch ich bin leider bisher nicht schwanger geworden. Wir sind trotz allem sicher, dass wir unsere Kinderwunschreise als Paar meistern werden und dabei noch mehr zusammenwachen. Allerdings ist uns auch aufgefallen, dass das Thema Kinderwunsch und dass dieser nicht immer reibungslos abläuft, noch nicht in den Köpfen der Gesellschaft angekommen ist, weshalb wir uns teilweise auch etwas zurückgezogen haben und vieles unter uns ausmachen. Was das betrifft, sind wir immer wieder froh, jetzt nicht mehr so ländlich wie früher zu wohnen, es wäre ein ganz schöner Kraftakt, sich ständig mit allen möglichen Kommentaren von Außenstehenden herumzuschlagen, nur weil „man sich kennt".

Viele Frauen kennen sicherlich diesen Gedanken: „Der Partner interessiert sich nicht für meine Gefühle." Dieses Missverständnis kann Streit verursachen. Ich muss mir wirklich eingestehen, dass ich oft dachte, Sargis sei es egal. Doch so ist das nicht. Er geht einfach anders damit um. Prof. Dr. Wischmann erklärte es mir in unserer ersten Sitzung sehr deutlich und beruhigte mich. Bei vielen Paaren übernimmt der Mann den ruhigeren Part. In unserer Sitzung fragte mich Prof. Dr. Wischmann, wie es wäre, wenn Sargis auch so hektisch, traurig und emotional wäre wie ich. Schnell realisierte ich, wie doof das wäre. Sargis sitzt nicht jeden Tag weinend neben mir, aber er beruhigt mich und gibt mir Sicherheit. Er erinnert mich daran, dass wieder bessere Tage kommen und wir das gemeinsam durchstehen. Und er hält alle meine Gefühle aus, er „erlaubt mir" durchzudrehen und bringt mich aber auch wieder runter, damit es normal weitergehen kann.

Ich persönlich brauche dieses Stoppschild in Gestalt von Sargis, sonst käme ich aus meinem Trauer-und-Wut-Strudel nur schlecht heraus. Menschen fühlen eben auch dann, wenn sie ihre Gefühle nicht zeigen. Falls ihr aber dennoch das Gefühl haben solltet, eurem Partner sei vieles nicht so wichtig wie euch, dann sprecht darüber! Verabredet euch zum Reden. So handhabe ich es mittlerweile. Wenn ich etwas auf dem Herzen habe, kündige ich vorher ein Date zum Sprechen an. Dann koche ich uns etwas Leckeres oder wir gehen essen, je nachdem, wie es gerade passt. Manchmal ist es hilfreich, einen passenden Moment abzuwarten, um in Ruhe reden zu können. Uns tut das immer sehr gut und ich kann sagen, dass der Kinderwunsch uns bisher zusammengeschweißt hat. Klar ist bei uns auch nicht immer alles rosig. Der Kinderwunsch ist eine Achterbahn der Gefühle – Hoffnung, Wut, Stress, Trauer – und wir sitzen als Paar im Waggon und werden ordentlich durchgeschüttelt. Ein Geheimrezept für die perfekte Beziehung gibt es nicht, doch denke ich, dass Reden ein wichtiger Schlüssel ist. Prof. Dr. Wischmann sagte mir noch etwas Interessantes und zwar, dass sich Gegensätze oft auf die Paare verteilen und die Partnerschaft so etwas wie die zwei Seiten der Medaille darstellt. Wo der eine positiv und entspannt ist, neigt der andere eher dazu, sich Druck zu machen und in Stress zu verfallen. Natürlich sind diese Eigenschaften nicht in Stein gemeißelt und können sich im Verlauf der Kinderwunschbehandlung ändern. Um das große Ganze nicht aus den Augen zu verlieren, kann es laut Prof. Dr. Wischmann hilfreich sein, einen Fahrplan zu machen und gemeinsam zu besprechen, wie weit man gehen will. Wie lange möchte man es probieren? Welche Methoden und Möglichkeiten möchte man in Erwägung ziehen? Irgendwann verfällt man sonst in einen Wahn und kann nicht aufhören. Der Fahrplan soll genau das vermeiden und gleichzeitig erfährt man dabei viel über sich selbst und seine Einstellung zu dem Thema und auch darüber, was für den Partner in Ordnung oder ein No-Go ist. Sargis und ich haben uns einen groben Plan gemacht, wenngleich man natürlich nicht alles planen kann, und schon gar nicht beim Kinderwunsch.

Der Kinderwunsch kann zusammenschweißen, aber auch das Gegenteil anrichten. Ich wünsche euch allen, dass eure Partnerschaft nicht daran zerbricht, sondern in den schweren Zeiten wächst.

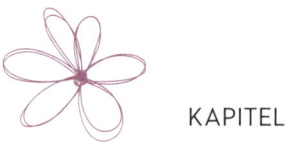

KAPITEL 10

Wenn die Großeltern und die Kassiererin im Supermarkt am besten wissen, wann es Zeit für ein Baby wird

Reaktionen und Druck aus der Gesellschaft

„Wollt ihr nicht endlich mal Kinder bekommen?" Diese Frage bekommen Frauen oft gedankenlos gestellt. Da passt der Buchtitel *Na, wann ist es denn so weit?* doch sehr gut. Und ich denke, während des Lesens wird klar, dass eine Portion Ironie in diesem Titel steckt. Zudem ist er provokant und genau das ist der Punkt. Mich persönlich provoziert diese Frage, ganz unabhängig davon, dass ich sie unnötig finde. Sie triggert mich, weil mich dieses Thema unheimlich beschäftigt und eine außenstehende Person mir diese Frage dann salopp stellt, ohne sich Gedanken zu machen. Immer wieder ist dies ein Diskussionsthema und ich begegne nicht selten Leuten, die kein Verständnis für meine Einwände haben. „Das ist doch eine normale Frage!" oder „Dann darf man ja gar nichts mehr fragen!" Ihrer pikierten Beschwerde schicken sie auch gern noch einen empörten Blick hinterher. Dabei ist die Entscheidung, eine Familie zu gründen, etwas absolut Persönliches. Und unabhängig davon, ob man Kinder möchte oder nicht, ist Wollen nicht immer auch gleich Können. Für viele Menschen in unserer Gesellschaft ist es selbstverständlich, dass junge Frauen beziehungsweise junge Paare im biologisch passenden Alter ein Kind bekommen – aber das ist es eben nicht! Diese Selbstverständlichkeit ist das Problem, weshalb solche Fragen immer wieder unsensibel gestellt werden. Für Paare mit unerfülltem Kinderwunsch ist das schmerzhaft, aber auch für Paare, die keine Kinder haben möchten und sich dafür ständig rechtfertigen müssen. Grundsätzlich geht es doch niemanden etwas an, wann und ob man Kinder haben möchte. Von unserer Gesellschaft wünsche ich mir dahingehend mehr Sensibilität. Das gilt auch für die unterschiedlichen Familienkonstellationen, damit wir uns zukünftig alle weniger rechtfertigen müssen.

Lieber offen über die Kinderplanung sprechen, um der ständigen Nachfrage aus dem Weg zu gehen?

Ich habe es ja bereits erzählt, zuerst habe ich nicht offen über meine Kinderwunschbehandlung gesprochen. Teilweise war es angenehm, in Ruhe die ganzen Kryozyklen zu machen, ohne dass jemand zwischendurch fragte, wie alles läuft. Aber es wurde von Monat zu Monat schwieriger, Familie und Freunden zu erklären, warum ich so häufig zum Arzt muss, immer mal wieder eine Vollnarkose habe und so weiter. Was das anging, hatte meine Endometriose wenigstens einmal einen Vorteil ... Aber Spaß beiseite! Die Geheimnistuerei war anstrengend und nervig. Mein Umfeld konnte keine Rücksicht auf mich nehmen, denn niemand wusste, was ich durchmache.

Darum würde ich es aus heutiger Sicht anders handhaben. Ich würde alles klar kommunizieren, und zwar sowohl was ich erwarte als auch was mich verletzt – zu Letzterem gehören beispielsweise die vielen „nett gemeinten Tipps", die ich eben oft nicht hilfreich finde, selbst wenn die Absicht dahinter gut ist. Ebenso finde ich es völlig in Ordnung, offen zu sagen, wenn man nicht über den Kinderwunsch, Schwangerschaften oder Kinder sprechen möchte. Das mag vielleicht egoistisch für manchen klingen, doch ich persönlich werte es als Rücksicht auf meine Gefühle und Selbstschutz, nicht als Egoismus. Der Ton macht die Musik, was ebenfalls für diese übergriffige Frage gilt: „Und, was macht die Kinderplanung?" Je salopper die Frage daherkommt, desto mehr brodele ich innerlich. In den meisten Fällen ist diese Frage unangebracht, und wenn man die Kraft findet, seinem Gegenüber diese Empfindung mitzuteilen, dann empfehle ich wirklich, dies auch zu tun. Wie sollen wir jemals Verständnis und Empathie erfahren ohne Aufklärung? Kommuniziert klar und direkt, wie ihr empfindet, behandelt und gefragt werden möchtet. Was ist für euch in Ordnung und was verletzt euch? Die achtzigjährige Nachbarin, die selbst fünf Kinder geboren hat, denkt vielleicht gar nicht darüber nach, wenn sie solch eine Frage stellt, und wünscht sich einfach nur ein Kinderlachen im Garten nebenan. Klare Ansagen helfen hier beiden Seiten.

Unverständnis seitens der Familie und Freunde

Unverständnis erfahren wir nicht nur durch Fremde. Auch im Familien- und Freundeskreis mag es die eine oder andere harte Nuss geben oder es fällt mal ein unbedachter Kommentar, obwohl die Beziehung zueinander sonst äußerst liebevoll ist. Meine persönlichen Erfahrungen sind zum Glück überwiegend sehr positiv. Das bedeutet aber nicht, dass es nicht auch mal Situationen oder Gespräche gab, nach denen ich mich ins Bad verzogen habe, um ein Tränchen zu verdrücken, weil ich mich schwergetan habe, gleich den Mund aufzumachen. Ehrlich gesagt verstehe ich einfach immer noch nicht – ganz egal, wie oft ich darüber spreche –, wieso es manchen Menschen so schwerfällt, sensibel mit diesem Thema umzugehen.

Oft begegnen mir Paare, die schon Kinder haben, besonders unbedacht. Dabei müssten schließlich gerade sie am besten wissen, wie schön es ist, ein Wunder in diese Welt gebracht zu haben. Vielleicht liegt auch genau da der Knackpunkt: Sie können nicht nachvollziehen, wie es ist, wenn dieser Wunsch unerfüllt bleibt. Auch bei Familien und Freunden empfehle ich, eure Meinung direkt zu sagen. Sie sind vielleicht sogar dankbar dafür, dass ihr ihnen einen „Leitfaden" an die Hand gebt, wie sie mit euch in dieser emotionalen Zeit umgehen sollen. Schließlich wäre es doch die traurigste Konsequenz für alle, wenn man irgendwann die eigene Familie oder die engsten Freunde meidet, nur aus Angst vor doofen Fragen oder Sprüchen.

Gedanken von Annas Mama, Marion Maas-Koering:
Als Mama betrifft einen diese Sache unmittelbar. Ich bekomme ja hautnah mit, was meine Anna Lena in den letzten Jahren auf sich nimmt, die Spritzen, die Hormone, die Stimmungsschwankungen. Das alles mit anzusehen, tut mir unwahrscheinlich weh, und wenn ich zaubern könnte, würde ich meinem Lenchen ihren Herzenswunsch sofort erfüllen. Ich will ihr gern helfen, aber außer ihr meine Liebe zu geben und jederzeit mein Ohr zu leihen, kann ich nichts für sie tun, was ihre Situation verändert. Diese Machtlosigkeit ist nur schwer zu ertragen. Ich ertappe mich oft dabei, dass ich mich frage: Wieso muss mein Kind das alles durchmachen? Ich denke dann daran, wie mein Lenchen „entstanden" ist – trotz Verhütung. Ich hatte zu dem Zeitpunkt nicht einmal vor, schwanger zu werden, und meine Tochter tut sich jetzt all diese Behandlungen an und nichts passiert! Ich finde das so ungerecht!

Das Thema beschäftigt mich und meinen Mann auch ständig und wir reden viel darüber. Auch deshalb, weil ich mir viele Ratschläge und Gedanken Anna Lena gegenüber verkneife. Man bekommt ja immer wieder Geschichten von anderen mit, die ich ihr aber nicht weitergebe, weil ich weiß, was Anna Lena von „unfundierten" Aussagen hält wie: Bei Petra und Peter hat es geklappt, kaum dass sie den Kinderwunsch aufgegeben hatten. In unserem unmittelbaren Familienkreis hatten wir so einen Fall, die Frau war psychisch am Ende und ertrug es nicht mal mehr, andere Paare mit Kinderwagen beim Spazierengehen zu treffen, ohne zusammenzubrechen. Irgendwann verabschiedeten sie sich dann vom Kinderwunsch und einige Jahre später wurde sie schwanger. Solche Geschichten blitzen immer wieder in meinen Gedanken auf, aber ich würde mich einfach schrecklich dabei fühlen, Anna Lena so einen Rat zu geben, auch wenn ich manchmal das Bedürfnis habe, zu sagen: Kind, willst du nicht mal ein bisschen Ruhe einkehren lassen? Was mein Lenchen sich antut, beeinflusst schließlich massiv ihr Leben. Ich habe Angst um ihre Psyche, um ihre Gesundheit, und dass es vielleicht irgendwann nichts anderes mehr für sie gibt und sie den Wunsch nicht loslassen kann. Ich wünsche mir ja auch nichts sehnlicher, als dass es endlich klappt. Das Gefühl, Oma zu werden, ist fast genauso wie das Gefühl, Mutter zu werden. Die Glückshormone flippen total aus. Einmal hatten wir den Moment ja schon – Anna Lenas positiven Schwangerschaftstest. Ich war aus dem Häuschen vor Freude. Mein Mann hat schon angefangen, nach Wohnmobilen zu schauen, damit wir bei Lenchen, Sargis und unserem Enkel „campieren" können, wenn wir sie besuchen – weil dann ja weniger Platz in der Wohnung ist, sobald das Baby ins Kinderzimmer eingezogen ist. Wir haben uns schon im Schlossgarten spazieren gehen sehen, stolz wie Hugo.

Als dann die Zeit anfing, in der Anna Lena sich erste Sorgen machte und ständig sagte: „Irgendwas fühlt sich anders an", habe ich noch versucht, sie zu stärken, ihre Gedanken positiv zu halten. Aber dann kam der Anruf von ihr und die Blase platzte. Das war echt ein Scheißmoment! Und wenn man dann so viele Kilometer weit weg ist und das Kind nicht in den Arm nehmen kann, nicht richtig für es da sein kann, dann ist das echt schlimm. Ich habe mir Sorgen gemacht, wie sie wohl damit zurechtkommt. Meine größte Angst war, dass sie die Trauer nicht loslassen kann.

Erst kürzlich war ich bei meiner Frauenärztin, weil ich während meines Eisprungs immer so starke Schmerzen habe, da sagte die Gynäkologin: „Aber hallo, Frau Maas-Koering, Sie haben aber viele Follikel!" Mein erster Gedanke war: Toll! Ich brauche die nicht! In solchen Momenten halte ich diese Ungerechtigkeit kaum noch aus. Bei mir steppt der Bär und bei meinem Lenchen nicht! Wie geht das? Sie ist doch meine Tochter! Wieso konnte ich ihr das nicht vererben? Solche Dinge traue ich mich dann kaum auszusprechen vor Anna Lena. Vielleicht ist dieser Gedanke irrational. Aber ich bin nun mal ihre Mutter, ich kann die Situation nicht sachlich betrachten. Und ich denke, so geht es vielen anderen Mamas und Papas, Geschwistern und den engsten Freunden. Jeder würde gern helfen, aber keiner weiß so recht, wie. Die Gefahr ist immer da, dass man nervt, wenn man wieder nachfragt, aber man möchte ja seine Anteilnahme zeigen oder auch die eigenen Emotionen ausdrücken. Aus meiner Perspektive und stellvertretend für andere Außenstehende kann ich sagen, dass man sich manchmal auch Verständnis von den Betroffenen wünscht dafür, dass man unsicher ist und oft nicht weiß, welche Reaktion gewünscht ist.

Wie ich schon erwähnte, kann ich mich im Großen und Ganzen sehr glücklich schätzen, und ich gehe stark davon aus, dass meine Ehrlichkeit damit viel zu tun hat. Denn wer mir mit dummen Sprüchen kommt, läuft schnell auf. Viele meiner Freundinnen haben bereits Kinder, und wer mich kennt, weiß, dass ich sie von Herzen liebe. Es ist immer sehr interessant, zu sehen, wie unterschiedlich meine Freundinnen mit mir umgehen. Einige von ihnen sind sehr verunsichert. Dabei möchte ich einfach nur ganz normal behandelt werden. Das sage ich ihnen auch immer wieder, doch ich verstehe auch, dass sie Angst davor haben, mich zu verletzen.

Eine schöne Erfahrung ergab sich mit meiner Freundin Vanessa. Wir telefonierten eines Abends sehr lang und kamen auf das Kinderthema zu sprechen. Ihre Periode war verspätet und kaum hatte sie diese Tatsache erwähnt, war für mich klar: Vanessa ist schwanger! Und das war keine einzige Sekunde unangenehm für mich, ich habe mich direkt für sie gefreut, und ohne zu wissen, ob sie wirklich schwanger ist, habe ich ihr direkt gesagt, dass sie mich bitte in alles einweihen soll, was das Thema betrifft, und dass sie keine Sorge haben muss, mir wehzutun. Ihre Antwort darauf war die schönste, die ich mir hätte wünschen können: „Nein, Anna, wieso sollte ich dich anders behandeln als die anderen? Nur weil es bei dir gerade schwieriger klappt, bist du nicht unnormal oder ein anderer Mensch." Das hat sich für mich unglaublich schön angehört. Das erste Mal wurde mir das Gefühl gegeben, ich gehöre genauso dazu wie jede andere auch. Sonst höre ich oft: „Ich habe Angst, vor dir schwanger zu werden und es dir dann zu erzählen." Nun ja, das Thema ist sensibel, doch ich möchte einfach nicht wie ein rohes Ei behandelt werden, und wenn es Situationen gibt, in denen ich mich unwohl fühle, sage ich es schon. Ich bin in jedem Fall sehr dankbar für diesen Moment und für diese Worte, sie haben mir noch mal deutlich gemacht, dass ich ich bin, trotz aktuell unerfülltem Kinderwunsch.

Hier mal eine kleine Sammlung der nett gemeinten Ratschläge, die ich gar nicht ausstehen kann:
„Ach, du bist doch noch jung."
„Entspann dich einfach mal, dann funktioniert das auch!"
„Adoptiert doch einfach!"
„Wieso macht ihr keine Eizellspende?"
„Heiratet doch zwecks der Kostenübernahme."
„Nimm Kurkuma und du wirst schwanger!"
„Du musst positiv denken!"
„Fahrt in den Urlaub, dann wird das schon."
„Du musst mehr essen!"
„Leg doch mal dein Handy beiseite!"
„Nicht daran denken, dann klappt das ganz fix!"
Und viele, viele mehr …

Bei Tipps wie diesen bekomme ich die Krise! Sie sind alle lieb gemeint, keine Frage, aber brauchbar sind sie leider nicht. Ich weiß, dass ich nicht die Einzige bin, die so fühlt. Schauen wir uns mal ein Beispiel an: „Entspann dich einfach mal!" Darüber haben wir ja schon gesprochen.

Der Ausdruck „einfach" ist völlig fehl am Platz und erzeugt gleichzeitig Druck. Als Betroffene bekomme ich obendrein noch das Gefühl vermittelt, selbst schuld zu sein, dass es bisher nicht geklappt hat – weil ich ja so unentspannt bin. Es gibt keinen Knopf, den man drückt, um sich zu entspannen, auch wenn der echt praktisch wäre ...

Ein weiteres Beispiel: das Thema Adoption. Ich kann den Satz echt nicht mehr hören! Eine Adoption ist alles andere als einfach. Ich frage mich auch, wieso diese Wortkombination „einfach adoptieren" bei den Leuten so fest im Sprachgebrauch sitzt? Adoption ist immer noch ein Tabuthema, die wenigsten gehen offen damit um. Und vor allem ist sie nicht „einfach". Bis ein Paar eine Adoption bewilligt bekommt, geht es einen langen und anstrengenden Weg. Ein Kind zu adoptieren, ist ein bürokratischer Drahtseilakt. Man muss jedes Detail seines Lebens offenlegen und Tausende Formulare ausfüllen und einreichen. Antrag hier, notarielle Bestätigung da, Einwilligungserklärungen über ... In die Bewerbung muss alles rein: Lebensläufe, Geburtsurkunden, ärztliche Atteste, polizeiliche Führungszeugnisse, Heiratsurkunde beziehungsweise Nachweis über eingetragene Lebensgemeinschaft, Verdienstnachweise und so weiter. Wenn ich ins Detail gehen würde, könnte ich die Liste noch länger machen. Und? Wie klingt das? Immer noch so „einfach"? Und bisher hatten wir es nur mit dem Papierkrieg zu tun. Schauen wir uns doch mal an, welche Voraussetzungen ein Paar sonst noch erfüllen muss: Es muss nach deutschem Gesetz verheiratet sein. Bei Paaren, die nicht verheiratet sind, kann nur einer der Partner adoptieren, und bei alleinstehenden Personen wird das Thema noch einmal schwieriger ...

Seit 2017 dürfen auch gleichgeschlechtliche Paare die Ehe eingehen und haben damit die Möglichkeit, zu adoptieren. Was ich persönlich toll finde. Abgesehen vom Familienstatus, spielt auch das Alter eine Rolle. Bei einem verheirateten Paar muss mindestens einer der Partner 25 Jahre und der andere 21 Jahre alt sein. Rechtlich gesehen, gibt es aktuell kein Höchstalter.

An wen wendet man sich eigentlich, wenn man sich für eine Adoption entscheidet? In Deutschland findet ihr beispielsweise Ansprechpartner bei der Adoptionsvermittlungsstelle eures Jugendamts oder bei den evangelischen Adoptionsberatungsstellen. Fürs Ausland gelten andere Bestimmungen, darum informiert ihr euch am besten landesspezifisch. In Deutschland überprüft die Adoptionsvermittlungsstelle neben den Unterlagen auch die Motivation eures Adoptionswunschs, eure Wohnverhältnisse, eure psychische Verfassung und Persönlichkeit, wie fest eure Partnerschaft ist und eure finanzielle Situation. Dieser Prozess kann Jahre dauern und ein Paar hat unterdessen viele Entscheidungen zu treffen. Möchte man ein Baby adoptieren oder bereits ein älteres Kind? Säuglinge, deren Eltern sie zur Adoption freigeben wollen, werden bereits unmittelbar nach der Geburt vermittelt. Allerdings haben die leiblichen Eltern acht Wochen Zeit, sich doch noch anders zu entscheiden. Eine schreckliche Situation für alle Beteiligten.

Adoptiert man ein älteres Kind, welche Geschichte adoptiert man mit ihm? Was hat ein Kind bereits erlebt und zu verarbeiten? Es stellen sich so viele Fragen – zuallererst die, ob man überhaupt adoptieren möchte. Schon allein aus diesem Grund finde ich den Tipp „Adoptiert doch einfach" so schwierig. So schön ich diese Möglichkeit auch finde, kann sich eben doch nicht jeder mit dem Gedanken anfreunden. Eine Adoption ist eine höchst persönliche Entscheidung, die eine Person beziehungsweise ein Paar nur für sich treffen kann. Ich wünsche mir, dass das Thema mehr Aufmerksamkeit erfährt und die Hürden für Paare und natürlich auch für Einzelpersonen abgebaut werden, die adoptieren wollen. Keine Frage, das Kindeswohl steht an oberster Stelle und es ist sehr wichtig, dass die Familien sorgfältig ausgewählt werden. Ich kenne jedoch auch Paare, die wirklich liebevolle Eltern wären, aber seit Jahren darum kämpfen, dass ihr Adoptionswunsch sich endlich erfüllt.

Zu dem Thema gibt es definitiv noch mehr zu sagen. Lest gern für mehr Infos unter folgendem QR-Code nach.

Adoption in Deutschland:
Voraussetzungen und Vorschriften

Seit ich selbst im Kinderwunsch-Game bin, so nenne ich es immer gern, versuche ich zunehmend, tauber zu werden für all diese guten Ratschläge. Ich gebe auch niemandem solche „Tipps", schließlich sind wir alle viel zu individuell.

Was wir uns von unserem Umfeld und unseren Familien wünschen

Was ich mir am meisten wünsche, ist Empathie. Klingt einfach, ist es dennoch für viele scheinbar nicht. Viel schöner, als einen dummen Spruch gesteckt zu bekommen oder einen schlechten Witz zu hören, wäre doch, wenn man schlicht gefragt würde: Wie geht es dir denn gerade? Möchtest du reden? Jemand, der zuhört, kann oft eine größere Hilfe sein als tausend Ratschläge, die letztlich nichts ändern. Ich weiß ja, alle versuchen nur, zu helfen, doch für mich ist die beste Hilfe, wenn meine Freunde und Familie einfach für mich da sind, mir zuhören und mich ablenken. Ich bin immer dankbar, wenn mich jemand zu Kaffee und Kuchen entführt, mit mir essen oder bummeln geht – ganz gleich, was auch immer es ist, die Momente, in denen der Kinderwunsch mal nicht im Vordergrund steht, tun gut. Mir ist klar, dass es sicherlich für jeden schwer ist, sich in eine Situation hineinzuversetzen, von der er oder sie nicht betroffen ist, dennoch sollte man es zumindest versuchen. Oft ist es auch hilfreich, sich über ein bestimmtes Thema, hier der Kinderwunsch, einfach ein bisschen zu erkundigen, wenn man

Freunde oder Familie mit unerfülltem Kinderwunsch hat. Niemand erwartet, dass alle zu Oberärzten mutieren, um sich kompetent nach unserem Kinderwunsch und Befinden zu erkundigen. Aber schaden kann es sicher nicht, wenn man sich ein bisschen schlaumacht. Zumindest wäre dies richtig brauchbare Anteilnahme. Ich drücke meinen Leuten gern mal ein Buch in die Hand mit markierten Stellen, die ich besonders lehrreich finde. Vielleicht ist das auch eine Option für euch. Schnappt euch Post-its und Textmarker und los geht's! Bei der Endometriose habe ich es immer so gemacht und es hat in vielen Fällen wirklich geholfen!

Wie erfahren andere Paare Unverständnis?

Dazu habe ich meine Follower in meiner Instagram-Story befragt. Es war schon fast erschreckend, wie viele Antworten ich auf diese Frage bekam und wie emotionsgeladen die meisten Nachrichten waren, in denen Betroffene ihre Erfahrungen mit verständnislosen Mitmenschen schilderten. Folgende Beiträge zu Erfahrungen, die meine Follower dankenswerterweise für meine Umfrage geteilt haben, zeigen den Mangel an Einfühlungsvermögen vieler Mitmenschen sehr deutlich:

„Ein Leben ohne Kinder kann doch auch schön sein."
„Vielleicht hat es einen Grund, weshalb es nicht so sein soll."
„Bei anderen klappt es doch auch!"
„Mach doch eine künstliche Befruchtung, dann klappt das schon."
„Wo ein Wille, da ist ein Weg."
„Wenn der liebe Gott das so will ..."
„Ihr habt doch schon ein Kind."
„Und, bist du schwanger?"
„Wollt ihr keine Kinder?"
„So langsam ist es auch mal Zeit für Kinder."
„Du wirst ja auch nicht mehr jünger ..."

Die Liste der nett gemeinten Sprüche, die ganz und gar nicht gut ankommen, ist ellenlang. Um fair zu bleiben, möchte ich noch mal betonen, dass es für beide Seiten kein einfaches Thema ist – nicht für uns, die im Kinderwunsch stecken, aber genauso wenig für unser Umfeld. Alle wollen helfen, uns gut zureden, doch sie tun dies, ungewollt, mit falschen Worten. Wer selbst nicht betroffen ist, kann sich kaum vorstellen, wie es ist, jeden Monat aufs Neue zu hoffen, sich Schmerzen und Nebenwirkungen auszusetzen – Druck, Verzweiflung und immer wieder Hoffnung. Deshalb ist es so wichtig, offen über den Kinderwunsch zu reden und sich nicht dafür zu schämen. Wir sind alle toll, so, wie wir sind, und genau dieser Weg macht uns noch stärker!

Betroffene Linda:

Besonders wenn es um das vermeintlich „richtige Alter zum Kinderkriegen" geht, hat jeder eine Meinung. Die Gesellschaft, Freunde, Familie, Kollegen, Vorgesetzte und sogar Fremde. Im Januar werde ich 32 Jahre alt. Ich fühle mich jung und noch bis vor wenigen Jahren zu jung für das Kinderthema. Dass ich Anfang 30 bin, ist aber nicht allein der entscheidende Faktor, warum es in den Augen der anderen „jetzt langsam Zeit für ein Kind wird". Dazu kommt noch, dass ich seit über fünf Jahren verheiratet bin. Das wirft bei vielen Fragen auf und wirkt auf sie „komisch". Im entfernteren Bekanntenkreis wird getuschelt: „Bei denen stimmt sicher irgendwas nicht." Im Lauf der Jahre sind wir oft über solche Äußerungen gestolpert und es überrascht mich immer wieder, dass in unserer modernen Gesellschaft scheinbar immer noch die Ansicht herrscht, dass spätestens ein bis zwei Jahre nach der Hochzeit die Kinder folgen müssen (am besten zeitgleich zum Hausbau, Vollzeitjob und natürlich stets perfekt gestylt). Übrigens spreche ich hier nicht von den Ansichten meiner Oma, die bei dem Thema sehr entspannt ist und noch kein einziges Mal gefragt hat, „wann es bei uns so weit ist". In den meisten Fällen kommt diese Frage aus meinem Umfeld, Leute in ähnlichem Alter, also

> von der sogenannten Generation Y, die für Wertewandel, Selbstbestimmung und -verwirklichung steht. Was jedoch die Gleichung „Heiraten = Kinder" angeht, erlebe ich uns interessanterweise eher klassisch geprägt. Fast alle im Freundeskreis, die nach uns geheiratet haben, haben mittlerweile ein bis zwei Kinder. Für mich fühlt es sich oft an, wie von rechts und links überholt zu werden. Doch dann erinnere ich mich daran, dass das Leben kein Wettbewerb ist. Es gibt keinen allgemeingültigen Zeitstrahl, keinen richtigen Zeitpunkt und eben manchmal auch gar keinen Zeitpunkt fürs Kinderkriegen – sei es gewollt oder wie in meinem Fall ungewollt. Das Leben ist keine Checkliste zum Abhaken. Es muss für einen selbst Sinn ergeben und nicht für die anderen.

Zurück zum Thema Generation Y und Kinderwunsch: Ich schließe mich trotz eigener Erfahrungen bewusst mit ein, denn auch ich habe mich schon oft bei dem Gedanken ertappt: Bei denen ist es bestimmt auch bald so weit. Und das natürlich mit den besten Absichten.

Was mich zum Thema Feingefühl bringt: Oft sind es nämlich die gut gemeinten Worte, die so sehr verletzen. Wie gern würde ich die Frage „Na, wann ist es denn so weit?" mit einem lächelnden „Im Juli, es wird ein Sommerbaby" beantworten. In der Realität muss ich dabei häufig gegen Tränen kämpfen, je nach Tagesverfassung. Man weiß eben nie, was eine Person gerade durchmacht. Darum ist es bei manchen Themen besser, kurz innezuhalten und nachzudenken, bevor man spricht.

Dazu eine Geschichte: Anfang des Jahres stieß ich anlässlich meines Geburtstags im Büro mit meinem Team bei einem Sektfrühstück an. Als meine Kollegin beim Ausschenken „Für mich bitte nur O-Saft" äußerte, war alle Aufmerksamkeit auf sie gerichtet. Schnell kam die Frage auf: „Wieso trinkst du heute nichts?" Manch einer war sogar von der ganz direkten Sorte und unterstellte prompt: „Du hast so einen Schwangerschafts-Glow!" Ob die Kollegin sich nun gezwungen fühlte, ihre News mit uns zu teilen, oder ohnehin etwas erwähnen wollte, steht in den Sternen. Jedenfalls folgte das Schwangerschafts-Announcement nur Augenblicke später. Die Kollegen feierten sich für ihre Spürnasen à la „Hab ich's doch gewusst".

Ich beobachtete die Szene und Gedanken wie „ausgerechnet an meinem Geburtstag" kamen auf. Eine Achterbahn der Gefühle: Zum einen emotional berührt von den schönen Neuigkeiten, gleichzeitig schockiert vom fehlenden Feingefühl der Kollegen – und dann war da auch noch etwas Selbstmitleid. Denn die erfolglose IUI war erst wenige Tage her. „Du bist stark!", sagte ich mir in Gedanken und prostete fröhlich in die Runde. „Na, bei dir steht ja sowieso die Karriere im Vordergrund!", grinste mich daraufhin ein männlicher Kollege an, in bester Absicht, mir Anerkennung für meine berufliche Entwicklung entgegenzubringen. Leider half mein Mantra mir da auch nicht mehr ... Unter einem Vorwand verließ ich die Runde und es flossen heimlich ein paar Tränen.

Ich möchte kein Mitleid für diese Erlebnisse. Ich erinnere mich selbst immer wieder daran, aus der Opferrolle herauszukommen. Die Welt ist nicht gegen mich. Ich möchte auch kein Finger-Pointing betreiben oder Vorwürfe austeilen. Ich möchte sensibilisieren für genau solche vermeintlich harmlosen sozialen Situationen. Jedes noch so gut gemeinte „Das steht euch so gut" oder „Dein Mann kann so gut mit Kindern", während wir ein Baby von Freunden auf dem Arm halten, kann sehr verletzen. Gerade im Freundeskreis kann man selbst viel dafür tun, um solche Situationen aufzulösen – wenn man bereit ist, offen darüber zu sprechen.

Bei mir hat es fast zwei Jahre gedauert, bis ich mich richtig öffnen konnte. Meine Freunde haben sich danach oft schlecht gefühlt und ihre Aussagen der Vergangenheit reflektiert. Sie fragten mich teils erschüttert, warum ich mir nie etwas hatte anmerken lassen. Meine Antwort darauf (neben der Tatsache, dass ich einfach Zeit brauchte): Ich wollte mir ein Stückchen heile Welt bewahren. Ein bisschen Unbeschwertheit. Die Kinderwunschbehandlung ist allgegenwärtig. In der Beziehung dreht sich vieles nur noch darum und es ist teilweise ein Drahtseilakt, das normale Leben aufrechtzuerhalten. Deshalb entschied ich, das Thema zumindest für eine gewisse Zeit nicht auch noch zum Gesprächsgegenstand mit Freunden zu machen.

Hier muss natürlich jeder seinen Weg finden. Nachdem ich darüber sprechen konnte, habe ich sehr viel Verständnis und Mitgefühl (nicht Mitleid!) erfahren. Wir haben zusammen geweint und die Freundschaften sind noch ein Stückchen inniger geworden.

Während der Kinderwunschbehandlung habe ich mich verstärkt mit der Frage beschäftigt, was es zum Glücklichsein im Leben braucht. Machen Kinder glücklich? Meine Freundinnen berichten von einem unvergleichbaren Glücksgefühl und einer Form der bedingungslosen Liebe, wie sie sie noch nie zuvor erfahren haben.

Zahlreiche Wissenschaftler und Studien beschäftigen sich mit dem Zusammenhang von Kindern und Glück. Ein eindeutiges Ergebnis gibt es nicht. Einige kommen zu dem Schluss, dass es einen Anstieg des Glücks nach der Geburt gibt, es aber nicht dauerhaft anhält, sondern wieder auf das Niveau vor dem Kind zurückgeht. Langfristig mache ein Kind nicht glücklicher. Es ist überhaupt eine Illusion, dass andere Menschen und Ereignisse dauerhaft Glücksgefühle in uns auslösen.

Eine wichtige Erkenntnis für mich: Glücksgefühle und Zufriedenheit im Leben sind zwei verschiedene Dinge. Die Erfüllung des Kinderwunschs können wir nur bis zu einem gewissen Grad beeinflussen. Auch medizinische Behandlungsmethoden haben ihre Grenzen, die ich selbst kennenlernen musste. Wir können aber sehr wohl beeinflussen, welche innere Haltung wir zu den Ereignissen entwickeln. Zufriedenheit ist schließlich eine Einstellung zum Leben.

Der unerfüllte Kinderwunsch und die Kinderwunschbehandlung haben meine Einstellung definitiv verändert und mich Geduld, Akzeptanz und Loslassen gelehrt. Ich habe gelernt, mich anzuvertrauen, das Positive zu sehen und mich ehrlich für andere zu freuen, bei denen aus dem Kinderwunsch ein Wunschkind wurde.

Die Frage, ob Kinder glücklicher machen, kann ich bezogen auf eigene Kinder für mich selbst nicht beantworten. Was ich aber mit Sicherheit weiß, ist, dass ein unerfüllter Kinderwunsch kein Grund dafür sein darf, dauerhaft unglücklich zu sein.

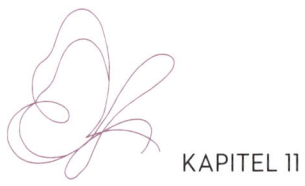

KAPITEL 11

Es klappt einfach nicht, was kann ich noch tun?

Weitere Behandlungs- und Diagnosemöglichkeiten

Mittlerweile gibt es immer mehr Möglichkeiten beim Kinderwunsch, vor allem, was die Diagnostik angeht. Zwischendurch bin ich immer wieder positiv überrascht, gerade wenn ich die wissenschaftlichen und medizinischen Fortschritte auf diesem Gebiet mit denen der Endometriose vergleiche, wo sich deutlich weniger tut. Grundsätzlich hoffe ich natürlich für jeden von euch, dass es gar nicht zu weiterem Aufwand kommen muss und ihr euer Glück schneller bei euch habt, als ihr vielleicht denkt. Falls nicht, gibt es noch einiges, was man abklären kann, beziehungsweise weitere Methoden, die man anwenden kann, wenn es eben einfach nicht klappen will. Ich bin ja im Team „Schnell abklären" und schließe gewisse Dinge gern früh aus, um auf den richtigen Weg zu kommen. Das ist aber eine individuelle Entscheidung. Bei mir funktioniert es auch nur, weil ich mich nicht verrückt mache. Ich informiere mich über Möglichkeiten und gehe diesen nach oder auch nicht. Alles habe ich auch noch nicht durch – was bei mir vor allem daran liegt, dass mein bisheriger Weg beim Kinderwunsch eher untypisch verlief. Mit den folgenden Informationen möchte ich euch einen Überblick verschaffen. Besprecht die Dinge, die euch näher interessieren gern noch mal ausführlich mit eurem Kinderwunschzentrum. Und merkt euch: Vieles kann, aber nicht alles muss! Es geht hier um Möglichkeiten, die ihr zusätzlich habt.

Genetik und Polkörperdiagnostik

Fangen wir mit der Genetik an. Ein superspannendes Thema, wie ich finde, und obendrein auch äußerst kompliziert. Meine Genetik ist bereits durchgecheckt worden, die von Sargis nicht. Theoretisch könnte natürlich auch bei ihm eine genetische Veränderung bestehen, aber davon gehen wir aktuell nicht aus.

Aber warum genau kann die Genetik eine Rolle spielen?

Wir verfügen über 46 Chromosomen beziehungsweise 23 Chromosomenpaare. Sofern keine Auffälligkeiten vorliegen, sind 22 Paare identisch und das 23. – das Geschlechtshormonpaar – unterscheidet sich insofern, als dass bei der Frau ein XX-Chromosomenpaar vorliegt und beim Mann ein XY-Chromosomenpaar. Anhand einer Blutprobe kann ein Karyogramm erstellt werden, um Anzahl und grobe Struktur der Chromosomen zu bestimmen. Eine Veränderung der Chromosomen ist bei bis zu 10 Prozent der Paare mit unerfülltem Kinderwunsch zu finden. Diese Gegebenheit kann zu einem erhöhten Risiko von Fehlgeburten führen und/oder für Fehlbildungen und Entwicklungsstörungen verantwortlich sein. Gleichermaßen kann darin die Ursache für Fertilitätsstörungen oder Sterilität liegen. Eine Überweisung zum Humangenetiker bekommt ihr dann in der Regel von eurem Kinderwunschzentrum.

Die Genetik umfasst einen sehr großen Bereich. Unser Vorgespräch in der Praxis ging damals eineinhalb Stunden lang. Wir bekamen alles erklärt, was genau geprüft wird, und einige Fragen zu Fehlgeburten oder unerfülltem Kinderwunsch innerhalb unserer Familien wurden beantwortet. Sargis musste bei dem Gespräch dabei sein, was ich sehr schön fand. Nachdem wir alles durchgegangen waren, fragte mich die Ärztin noch, ob ich das Fragile-X-Syndrom ausschließen möchte. Äh, was ist das? Davon hatte ich noch nie gehört!

Das Fragile-X-Syndrom ist erblich bedingt. Hierbei gibt es Veränderungen in einem Gen auf dem X-Chromosom. Dies ist eine der häufigsten Ursachen für geistige Behinderungen sowie Lernschwäche. Liegt der Chromosomenschaden bei der schwangeren Frau vor, kann es bei männlichen Babys zu einer Behinderung führen. Ein schwieriges Thema. Ich war verunsichert, was ich tun sollte. Will man so etwas vorher wissen? Diese Entscheidung trifft sicherlich jeder individuell für sich. Ich habe mich für die Untersuchung entschieden, die über eine Blutentnahme geschieht. Das Ergebnis ließ einige Wochen auf sich warten, womit wir wieder mal beim Thema wären: Geduld wird beim Kinderwunsch echt großgeschrieben. Für mich immer wieder eine Herausforderung. Zum Glück waren alle Untersuchungsergebnisse bei mir unauffällig. Die Anzahl der Chromosomen stimmt und auch die Strukturen. Sowohl beim Mann als auch bei der Frau kann anhand der Chromosomen eine Mitursache für eine Fertilitätsstörung nachgewiesen werden.

Genetische Ursachen und Diagnostik
bei unerfülltem Kinderwunsch

Wenn wir über die Polkörperdiagnostik sprechen, begeben wir uns noch mal in eine andere „Sphäre". Persönliche Erfahrungen habe ich damit noch keine. Doch ich finde das Thema genauso spannend wie die Genetik. Man geht davon aus, dass speziell Frauen im Alter ab 35 Jahren von einer Polkörperdiagnostik profitieren könnten ebenso wie Frauen, die schon mehrere Fehlgeburten erlitten oder auch einige IVF/ICSI-Versuche erfolglos hinter sich gebracht haben. Eizellen mit Chromosomenfehlverteilung nisten sich nach einer Befruchtung schlechter ein oder enden in einer Fehlgeburt. Was passiert bei dieser

Diagnostik? Sie wird im Rahmen einer IVF/ICSI durchgeführt und die Eizellen werden genetisch untersucht. Die Polkörper (bilden sich im Rahmen der Reifeteilung) der Eizelle werden nach der hormonellen Stimulation und Eizellentnahme entnommen. Dies soll keine Auswirkungen auf die Eizelle haben, denn der Polkörper ist für die Weiterentwicklung nicht notwendig. Ziel ist es, zu schauen, ob alle 23 Chromosomen der Norm entsprechen. Nur Eizellen mit einem korrekten Chromosomengehalt werden dann für den späteren Transfer verwendet.

Diese Art von Diagnostik ist in Deutschland legal und verletzt weder das Embryonenschutzgesetz noch das Gendiagnostikgesetz. Ob diese Untersuchung für euch infrage kommt, solltet ihr – ich wiederhole mich – mit eurem Kinderwunschzentrum besprechen.

Betroffene Jana:
Wenn man es genau nimmt, begann meine Kinderwunschgeschichte schon vor 30 Jahren, als ich selbst noch ein Embryo war – bloß wusste ich bis heute nichts davon. Das Einzige, was ich allerdings schon immer tief in mir spürte, war, dass ich mal keine Kinder haben könnte. Dabei lag mir keine Diagnose vor, die das bestätigte oder darauf hinwies. Als ich ein Teenager war, wartete ich vergeblich auf das Einsetzen meiner Periode, die Ärzte schoben die Problematik auf mein Untergewicht. Erst in meinen Zwanzigern setzte meine Menstruation ein, stets sehr kurz und schwach und in einem Sechs-Wochen-Zyklus.

Das alles hätte auch harmlose Ursachen haben können, doch ich war immer sicher, dass etwas nicht stimmte. Ich spaßte mit einer Freundin, dass sie wohl meine Leihmutter werden müsse, und auch meinem jetzigen Mann habe ich schon früh von meinen Befürchtungen erzählt. Vor einigen Monaten gingen wir in die Kinderwunschklinik, noch bevor wir überhaupt versucht hatten, schwanger zu werden. Ich war nun 30 und wollte genau wissen, was los war. Der Arzt war total entspannt und machte sich überhaupt keine Sorgen.

Da bei mir eine Entwicklungsstörung bekannt war, deretwegen ich schon einige Operationen hatte, wurde ein zusätzlicher Test in der Humangenetik veranlasst. Eines Tages hatte ich einen Brief in der Post, der mir mitteilte, dass ich dringend zur Beratung in die Genetik kommen müsse, weil bei mir eine Chromosomendeletion gefunden worden sei. Als ich dieses Schreiben in der Hand hielt, weinte ich das erste von vielen Malen in dieser Geschichte. Zwei Tage später erklärte uns eine Ärztin, dass von einem meiner beiden X-Chromosomen ein großes Stück abgebrochen sei und mir daher eine ganze Reihe von Genen fehlte. Sie fragte mich Dinge, die mir total absurd vorkamen, ob ich zusätzliche Finger und Zehen hätte, zum Beispiel.

Das war für mich total schräg, denn von außen sieht man meinem Körper nichts an und doch fehlte schon von Beginn an ein beträchtlicher Teil des Bauplans. Ich vergleiche es mit einem IKEA-Regal, bei dem Schrauben fehlen, in das man aber trotzdem Bücher hineinstellen kann. Mit dieser Diagnose hatte ich eine Erklärung für meine vielen chronischen Krankheiten und Schmerzen. Eine Deletion zählt zu den extrem seltenen Krankheiten. Viele Menschen, bei denen sie festgestellt wird, sind schwerstbehindert. Eine hochauflösende Genanalyse zeigte, dass jedes einzelne Gen, das mir fehlt, in der Regel schwerste geistige Behinderungen auslöst. Mich betrifft das nur durch einen riesigen Zufall nicht: Normalerweise stiftet jedes der beiden Geschlechtschromosomen 50 Prozent der DNA. Ist ein Chromosom beschädigt, wird es durch das gesunde unterdrückt, eine sogenannte verschobene X-Inaktivierung. In meiner Entwicklung hat das irgendwie so gut hingehauen, dass mein kleines Fail-Chromosom nur acht Prozent meiner DNA beisteuert.

So viel Glück hätten meine Kinder leider nicht. Die Wahrscheinlichkeit, dass sie den Defekt erben, liegt bei 50 Prozent. Jungen wären nicht lebensfähig, weil sie nur ein X-Chromosom haben und der Schaden nicht kompensiert werden könnte. Mädchen könnten mehr Glück haben, weil auch bei ihnen die verschobene X-Inaktivierung zum Tragen käme – allerdings kann man unmöglich prophezeien, wie viel Einfluss das beschädigte Chromosom hätte. Man sagte uns, wir könnten nicht erwarten, dass unsere Töchter so viel Schwein hätten wie ich, es wäre sogar eher unwahrscheinlich. Demnach müssten wir uns auch von einem Mädchen vielleicht sehr früh verabschieden. Außerdem ist die Geschlechtsbestimmung bei Embryonen in Deutschland verboten.

Wir brauchen also eine Präimplantationsdiagnostik, eine Untersuchung, bei der die Embryonen per In-vitro-Fertilisation eingesetzt und vorher im Labor durch ein Spezialverfahren getestet werden. Dabei kann nur festgestellt werden, ob sie Träger des Defekts sind, nicht, wie dieser sich genau auswirkt. Leider verschlechtert diese Untersuchung die Chancen für eine Einnistung noch mal, weil viele Embryonen die nötige Zellentnahme nicht überleben.

Die deutsche Gesetzgebung zur Reproduktionsmedizin ist extrem rückschrittlich, viele Dinge, die in unseren Nachbarländern gang und gäbe sind, sind hier verboten. Dazu zählt leider auch die Präimplantationsdiagnostik. Wir müssen einen Antrag an einen Ethikrat stellen, der dann die Untersuchung bewilligt. Das verursacht unglaubliche Kosten, insgesamt lägen wir bei circa 15 000 Euro für einen einzigen Versuch, bei einer 18-prozentigen Chance je Transfer (eines einzigen Embryos). Durch mein PCOS verschlechtern sich unsere Erfolgschancen noch mal erheblich. Darum haben wir uns für eine andere Möglichkeit entschieden: eine Eizellspende in Spanien. Eine anonyme Spenderin stellt uns ihre Eizellen zur Verfügung, die mit dem Sperma meines Mannes befruchtet werden. Ich werde, wenn alles gut läuft, zwar die leibliche, aber nicht die genetische Mutter meines Kindes sein. Auch hier ist es nötig, aufs Ausland auszuweichen, weil die Behandlung in Deutschland nicht erlaubt ist (im Unterschied zu fast allen anderen Ländern Europas). Ein Schnäppchen ist die Eizellspende ebenso wenig, aber immerhin liegen hier die Chancen deutlich höher, weil von einer guten Eizellqualität der Spenderin auszugehen ist und nicht die Hälfte der Embryonen durch den Defekt ausscheidet. Der wirklich verrückte Part ist aber: Ich muss das Zyklusmonitoring vor dem Transfer in unserer Kiwu-Klinik in Deutschland *machen, darf aber nicht angeben, welche Behandlung wir planen, weil deutsche Medizinerinnen und Mediziner sich schon strafbar machen, wenn sie mit Patienten darüber sprechen. Die Kommunikation zwischen der deutschen und der spanischen Klinik wird also ein zusätzliches Problem. Wenn Deutschland das Embryonenschutzgesetz, das schon seit 30 Jahren in Kraft ist und von Wissenschaftlern und Medizinern im ganzen Land kritisiert wird, endlich anpassen würde, könnten wir unsere Behandlung hier machen. Das würde viel weniger Stress bedeuten, höhere Erfolgschancen haben und die Krankenkasse würde uns einen Teil der Kosten erstatten. Da auch uns aufgrund von Corona die Kurzarbeit erwischt hat und wir derzeit keinen Bankkredit bekommen, müssen wir mit einem Gofundme fremde Leute um Geld bitten.*

Wir sind fest entschlossen, alles zu versuchen, um irgendwann ein Baby heimzubringen. Wir wissen, dass unsere Chancen nicht gut stehen, aber wie so viele andere in dieser Community weigern wir uns, die Hoffnung aufzugeben. Ich denke mir auch Folgendes: Wenn so ein großer Zufall in meiner Entwicklung eintreffen musste, damit ich überhaupt hier sein kann, dann muss ich jetzt auch dafür sorgen, dass das gut wird. Und obwohl ich eigentlich ein pessimistischer Mensch bin, motiviert mich der Gedanke auf verrückte Art und Weise. Denn wenn ich schon mal so viel Glück hatte, warum dann nicht noch einmal darauf hoffen?

Killer- und Plasmazellen – Gebärmutterspiegelung (Hysteroskopie – HSK)

Das klingt ja wie in einem James-Bond-Film! Killerzellen ... Oh je! Aber was sind Killer- und Plasmazellen eigentlich? Sie sind ein immunologischer Faktor beim Kinderwunsch. Die Killerzellen werden auch als NK-Zellen bezeichnet und gehören zu unserer bereits angeborenen Immunabwehr. Sie sollen Krebszellen und virusinfizierte Zellen erkennen. Vermehrte Killerzellen in der Gebärmutterschleimhaut können allerdings ein Grund für Fehlgeburten sein oder eine Einnistung erschweren. Mittels einer Biopsie kann man sie untersuchen lassen. Ich habe das im Rahmen meiner Hysteroskopie (Gebärmutterspiegelung) vornehmen lassen. Dabei wurden auch die Plasmazellen geprüft. Mein Eingriff fand unter Vollnarkose statt – ich lasse bei Bewusstsein nichts dergleichen vornehmen –, allerdings ist das von Klinik zu Klinik unterschiedlich. Entnimmt man nur die Killer- und Plasmazellen, ist das gut ohne Narkose möglich. Die Gebärmutterspiegelung wurde hauptsächlich durchgeführt, um zu schauen, ob alles in Ordnung ist, und zeitgleich wollten wir einen immunologischen Befund erheben.

Alles war in Ordnung. Darüber war ich natürlich froh, doch gleichzeitig hatte ich jetzt wieder nichts in der Hand, „woran ich schrauben konnte". Versteht mich nicht falsch, ich bin erleichtert, dass der immunologische Befund unauffällig war, aber manchmal denkt man, es wäre leichter, wenn man eine Ursache fände, die man behandeln kann. Sind beispielsweise die Plasmazellen im Ungleichgewicht, kann das auf eine Endometritis hindeuten. Dabei handelt es sich um eine meist bakterielle Entzündung der Gebärmutterschleimhaut. Diese kann sich als Störenfried bei der Einnistung entpuppen und auch ein Grund für Fehlgeburten sein. Liegt bei einer der beiden Zellarten, oder auch bei beiden, ein Ungleichgewicht vor, kann man dieses mit Antibiotika oder Infusionen (je nach Fall) therapeutisch behandeln. Mich beruhigt es immer, wenn es Heilungsansätze gibt.

Bei mir ist diese Untersuchung von der Krankenkasse getragen worden – um mal ein positives Feedback zu geben, was die Kostenübernahme angeht. Sprecht darüber ruhig offen mit eurem Kiwu-Zentrum.

 Mehr über Killerzellen und Co.

Ich hoffe natürlich, euch nicht verrückt zu machen, indem ich euch so viele verschiedene Möglichkeiten aufzeige. Darum betone ich es nur zu gern noch mal: Vertraut eurem behandelnden Arzt beziehungsweise wählt für euch das Kinderwunschzentrum aus, bei dem ihr euch gut aufgehoben fühlt, es ist nämlich wichtig, dass ihr euch traut, alle eure Fragen und Bedenken auf den Tisch zu bringen. Wie gesagt, bin ich ein Fan davon, Dinge abzuklären. Einfach aus dem Grund, weil ich mich damit nicht verrückt mache und anhand all meiner Recherchen einen guten Weg für mich finde, meine „Baustellen" anzugehen. Es gibt aber auch einiges, was ich noch nicht ausprobiert habe und mir für später offenhalte – wobei ich natürlich prinzipiell hoffe, dass ein „Später" nicht nötig sein wird.

ERA-Test

Der ERA-Test wird gemacht, um das passende Implantationsfenster zu ermessen. Eigentlich geht man davon aus, dass die Einnistung circa sechs Tage nach dem Eisprung stattfindet. Es kann jedoch durchaus vorkommen, dass das Implantationsfenster verschoben ist. Der ERA-Test wird zur eigentlichen Zeit der Einnistung gemacht. Hierbei wird eine Probe der Gebärmutterschleimhaut entnommen und genetisch untersucht. Im Fall eines verschobenen Einnistungsfensters muss dieses beim Transfer angepasst werden. Es fasziniert mich immer wieder, was in der Medizin und Biologie alles erforscht ist und wie viele unterschiedliche Ursachen eine Schwangerschaft erschweren. Ich denke, das ist vielen, die sich nicht damit beschäftigen, gar nicht bewusst.

Wann würde man auf die genannten Maßnahmen zurückgreifen und was gibt es abgesehen davon noch?

Frau Dr. Seehaus: *Eine Gebärmutterspiegelung (HSK) wird häufig gemeinsam mit einer Chromo-Laparoskopie (Bauchspiegelung mit Eileiterdurchspülung) im Rahmen der Basisdiagnostik durchgeführt. Außerdem ist eine HSK sinnvoll, wenn bei der Ultraschalluntersuchung der Verdacht besteht auf Polypen, ein Septum (Trennwand in der Gebärmutter), Myome, die in die Gebärmutterhöhle hineinragen (submukös bzw. intracavitär), und auch, wenn zum Beispiel nach mehreren Ausschabungen der Verdacht besteht auf Verwachsungen (Synechien) in der Gebärmutterhöhle, ein sogenanntes Asherman-Syndrom.*

Eine genetische Beratung und gegebenenfalls Diagnostik wird insbesondere empfohlen bei gehäuften Fehlgeburten, bei stark eingeschränkter männlicher Fruchtbarkeit, bei langjähriger Kinderlosigkeit unklarer Ursache und auch bei vorzeitiger Erschöpfung der Eierstöcke; außerdem natürlich, wenn es genetische Erkrankungen und Fehlbildungen in der Familie gibt.

Für weitere Untersuchungen, wie den ERA-Test und die immunologische (Endometrium-)Diagnostik gibt es einige kleinere Studien, die auf einen möglichen Einfluss von Veränderungen hinweisen – vor allem bei gehäuftem Implantationsversagen nach IVF/ICSI. Das ist wissenschaftlich aber noch nicht gesichert, insofern gibt es da auch (noch) keine klaren Empfehlungen. Hier gilt es wie auch im Vorfeld einer möglichen Polkörperdiagnostik, im Einzelfall mit dem Paar nach Sichtung aller Befunde und unter Berücksichtigung der Gesamtsituation abzuwägen, ob diese durchaus ja auch hochpreisigen Untersuchungen wirklich veranlasst werden sollen.

Kinderwunschtourismus – Kliniken im Ausland

Wir sind in diesem Kapitel schon darüber gestolpert: über die Aussage, dass im Ausland die Gesetzeslage anders ist und teilweise noch weitere Möglichkeiten existieren. Zudem sind in manchen Ländern auch die Kosten für die Behandlung niedriger. Ich persönlich habe bisher nicht in Erwägung gezogen, für unseren Kinderwunsch ins Ausland zu reisen. Der Gedanke stresst mich eher, schon allein, weil ich es bevorzuge, in meinem vertrauten Kinderwunschzentrum behandelt zu werden.

Aber wie wir nun schon tausendmal durchgekaut haben, jeder Kinderwunsch ist individuell und bedarf demnach maßgeschneiderter Behandlungsansätze. Wir haben bis zu diesem Punkt schon von so mancher rechtlichen oder finanziellen Hürde gelesen: sei es die ungleiche Behandlung von verheirateten beziehungsweise nicht verheirateten Paaren, wenn es um die Kostenübernahme der Krankenkassen geht, oder dass der weitere Verlauf der Kinderwunschbehandlung abhängig ist von externen Entscheidungsträgern wie beispielsweise einer Ethikkommission, weil diagnostische Möglichkeiten mit Gesetzen kollidieren. Jeder muss den besten Weg für sich finden, dafür kann ein offener Austausch ebenso wertvoll sein wie eine Zweitmeinung.

Samenspende

Nicht nur eine Eizellspende ist möglich, sondern auch eine Samenspende – Letztere ist in Deutschland erlaubt, die Eizellspende aufgrund des Embryonenschutzgesetzes nicht, was natürlich für Diskussionen hinsichtlich Diskriminierung sorgt. Eine Samenspende kommt nicht nur für Paare infrage, wenn der Mann unfruchtbar ist oder aus anderen Gründen den Samen nicht selbst beisteuern kann. In Deutschland werden auch lesbische Paare behandelt. Spender (in Deutschland) müssen zwischen 18 und 40 Jahren alt, in hohem Maße fruchtbar sowie körperlich und geistig gesund sein. Chronische Krankheiten, Erbkrankheiten, Herzfehler und so weiter dürfen nicht vorliegen, auch nicht in der Erblinie.

Eine Samenspende kann in Form einer Insemination oder künstlichen Befruchtung vorgenommen werden. Übrigens führt nicht jedes Kinderwunschzentrum Samenspenden durch. Aber dahingehend wird euch euer Kiwu-Zentrum dennoch beraten und gegebenenfalls an ein anderes verweisen können. Zuerst müsst ihr euch natürlich als Paar besprechen und alle Sorgen und Gedanken auf den Tisch packen. Vielleicht fühlt sich der mögliche angehende Papa nicht wohl mit dem Gedanken, dass das Baby nicht seine Gene tragen wird, sondern nur die der Mutter? Umgekehrt ergeben sich vielleicht ähnliche Achterbahnfahrten im Kopf der werdenden Mama: Im Fall einer Eizellspende überliefert die Frau zwar kein Erbmaterial an das gemeinsame Kind, bekommt aber die Chance, die Schwangerschaft selbst zu erleben und schon während der Zeit im Bauch eine Beziehung zu dem kleinen Wunder aufzubauen. Ich persönlich finde es toll, dass es so viele Möglichkeiten gibt, Paaren zum Wunschkind zu verhelfen. Ihr solltet euch in jedem Fall offen untereinander austauschen und euch nicht scheuen, euer Kinderwunschzentrum zurate zu ziehen.

Leihmutterschaft

Einige Paare gehen nicht nur für eine Eizell- oder Samenspende ins Ausland, sondern auch für eine Leihmutterschaft. Diese ist in Deutschland wie auch in vielen anderen Ländern rechtlich nicht erlaubt und ein umstrittenes Thema. Sicherlich spielt die „genetische Verbundenheit" mit dem Kind eine Rolle, wenn man diese Option in Betracht zieht. Die Eizelle der Frau wird mit dem Sperma des Partners befruchtet, aber einer anderen Frau eingesetzt, die dann das Baby austrägt. Es gibt auch den Fall, dass die Leihmutter gleichzeitig die Eizelle spendet, das Kind also „nicht nur" austrägt, es aber dennoch nach der Geburt dem biologischen Vater und seiner Partnerin überlässt.

Unter welchen Voraussetzungen ziehen Paare eine Leihmutterschaft in Betracht? Beispielsweise wenn die Frau keine Gebärmutter mehr hat, die Einnistung der Eizelle grundsätzlich unmöglich und stark erschwert ist, zum Beispiel aufgrund einer hormonellen Störung, vernarbter Eileiter und so weiter. Auch ein hohes Alter oder der Wunsch bei homosexuellen Männern, ein eigenes Baby zu haben, kann der Grund für eine Leihmutterschaft sein.

Woher auch immer diese Entscheidung rührt, klar ist, das wird keine unkomplizierte Angelegenheit. Neben den körperlichen Voraussetzungen, die die Leihmutter erfüllen muss, gehen die beiden Parteien schließlich auch eine Geschäftsbeziehung ein, so hart das klingt. In dem Zusammenhang spielt die Vertrauensbasis eine wichtige Rolle und auch Geld ist natürlich ein Thema. Wie gesagt, rechtlich ist eine Leihmutterschaft bei uns ohnehin nicht erlaubt und wie bei jedem Schritt im Kinderwunsch muss jedes Paar für sich selbst entscheiden, ob eine Leihmutterschaft infrage kommt. Wer mehr dazu lesen möchte, scannt einfach den QR-Code.

 Leihmutterschaft – wie, wo, was?

KAPITEL 12

Unterstützung aus der alternativen Medizin

TCM, Osteopathie und Co.

Auch die alternative beziehungsweise komplementäre Medizin kann eine Rolle beim Kinderwunsch spielen. Man kann sie ergänzend zu den Kinderwunschbehandlungen hinzuziehen oder sich komplett für den ganzheitlichen Weg entscheiden. Was sich für euch stimmig anfühlt, entscheidet ihr natürlich selbst. Mir ist dieses Kapitel unglaublich wichtig, weil ich ein Fan davon bin, Themen von allen Seiten zu beleuchten, und demnach auch den Kinderwunsch, meine Gesundheit und meinen Körper im Allgemeinen im Ganzen zu betrachten. Schon als Kind habe ich von meiner Mutter Bachblüten bekommen, und wer mir seit Längerem auf Instagram folgt oder *In der Regel bin ich stark* gelesen hat, weiß, dass ich bereits gute Erfahrungen im Bereich der komplementären Medizin gesammelt habe. Ich persönlich sehe sie für mich als Ergänzung an und denke, die Kombination aus Allgemeinmedizin und alternativen Behandlungsansätzen ist ein guter Weg.

Allgemein mache ich nichts mit der Intention „Davon werde ich jetzt garantiert schwanger". Für mich gibt es auch nicht das einzig Wahre. Wie soll man letztendlich wissen, was genau geholfen hat, schwanger zu werden? Diese Einstellung hilft mir, nicht zu sehr zu verkrampfen. Dennoch habe ich Hoffnung und gehe mit Überzeugung an die Sache heran. Denn wenn es meinem Körper gut geht, habe ich schon mal eine wichtige Voraussetzung geschaffen, um schwanger zu werden.

Mir ist durchaus bewusst, dass nicht jeder offen für komplementäre Medizin ist. Mir geht es nicht darum, irgendjemanden davon zu überzeugen. Vielmehr möchte ich euch nun die Möglichkeiten vorstellen. Auf die Gefahr hin, dass ich mich wiederhole: Alles kann, nichts muss. Mit dem Gedanken, sämtliche Möglichkeiten als Option zu sehen, fällt mir alles viel leichter. Und wenn ich mich für etwas entscheide, dann weil ich komplett hinter der Sache stehe – in jedem Lebensbereich.

Welche Möglichkeiten gibt es?
Die Kraft der alternativen Medizin

Antje Sofsky, Heilpraktikerin, Fachpraxis für Frauennaturheilkunde: *Ursprünglich komme ich aus der Schulmedizin und schätze diese sehr. Ich bedaure die oftmals scharfe Trennung von Schulmedizin und Naturheilkunde, dabei können sich beide Bereiche gerade im Kinderwunsch so wunderbar ergänzen. Manche Paare möchten es erst mal nur naturheilkundlich probieren, andere sind bereits im Kinderwunschzentrum und suchen eine zusätzliche Unterstützung bei mir. Beides ist möglich und absolut in Ordnung. Was kann die naturheilkundliche Behandlung nun anbieten und leisten?*

Am Anfang stehen bei mir immer eine sehr umfangreiche Anamnese und, falls noch nicht geschehen, die Ursachensuche. Ich schaue mir unter anderem die Hormone an, das Stuhllabor, die Ernährung, die Schilddrüsenwerte, die Nebenniere, das Spermiogramm, die Versorgung mit Mikronährstoffen, Stressbelastung und einiges mehr. Dann starte ich in die Behandlung, meist mit der Entgiftung beider Partner, wir nennen es die Nestreinigung. Es ist sinnvoll, sich dafür Zeit zu nehmen und in dieser Zeit eher nicht schwanger zu werden. Grinsen muss ich aber dann doch, wenn Paare während oder nach der Entgiftungsphase überraschend schwanger werden (passiert immer mal wieder) und sich fast dafür entschuldigen. Wenn Paare bereits eine Hormontherapie im Kinderwunschzentrum begonnen haben, ist es sogar kontraproduktiv, parallel eine Entgiftung durchzuführen. Das könnte den Behandlungserfolg von IUI, ICSI, IVF schmälern oder gar verhindern. Für Kinderwunschpaare wäre es daher ratsam, sich vor der Behandlung im Kinderwunschzentrum um die Entgiftung zu kümmern. Auch am Anfang der Behandlung steht die Darmtherapie. Ein zentraler Punkt meiner Behandlung ist es, den Zyklus zu optimieren. Das geschieht in der Naturheilkunde mit Arzneipflanzen, die eine hormonähnliche Wirkung haben (aber natürlich keine Hormone enthalten – sie docken lediglich an die Hormonrezeptoren an und entfalten so ihre hormonähnliche, regulierende Wirkung). Man möchte damit eine gute Eireifung erreichen, möglichst einen monatlichen Eisprung auslösen, eine stabile Progesteronlage in der zweiten Zyklushälfte (und darüber hinaus) schaffen, um das Kind zu halten. Ich lasse alle Frauen Temperatur messen (viele benutzen eine Zyklus-App), weil sich daran schon einige Schwierigkeiten ablesen lassen.

Der Erfolg gibt uns recht. Viele Paare, die es vorher Jahre erfolglos probiert haben, werden nach einer solchen Behandlung schwanger. Wie bei allem gibt es auch hier keine Garantie, aber ein Versuch lohnt sich in jedem Fall. In der naturheilkundlichen Kiwu-Behandlung können viele Verfahren zum Einsatz kommen wie die schon erwähnte Pflanzenheilkunde und die Homöopathie, aber auch TCM, Akupunktur, osteopathische Techniken, die Therapeutische Frauenmassage und einiges mehr ...

Wie ihr sehen könnt, umfasst die Heilpraxis einige Bereiche. Für jeden ist sozusagen etwas dabei. Es gibt nicht immer nur schwarz oder weiß. Ich bin sehr offen für die unterschiedlichsten Themen und außerdem der Meinung, dass viele Dinge kompatibel sind. Darum betone ich es immer wieder: Für jeden gibt es immer nur eine persönliche individuelle Lösung. Ich wünsche mir auch, dass die komplementäre Medizin ernster genommen wird. Der Ansatz mag nicht jedermanns Sache sein und das ist auch vollkommen legitim, aber zumindest sollte man diese Möglichkeit nicht ausschließen, ohne einmal „hineingeschnuppert" zu haben. Ich sehe die alternativen Möglichkeiten als Ergänzung zu meiner Kinderwunschbehandlung – das ist mein persönlicher Weg. Es gibt auch Paare, die entscheiden sich nur für den ganzheitlichen Weg, ohne Schulmedizin. Jeder weiß für sich selbst am besten, was passt. Ich war dem Thema schon immer zugetan, ging bereits als Jugendliche zu einer Heilpraktikerin und habe bisher viele positive Erfahrungen machen dürfen. Ich bin echt froh, dass es für meine Mutter mehr als nur schwarz oder weiß gibt und sie mir von klein auf verschiedene Wege gezeigt hat.

Nachfolgend möchte ich euch einige Möglichkeiten vorstellen und meine persönlichen Erfahrungen schildern. Eines vielleicht noch vorweg: Bei mir läuft das Meiste auf Selbstzahlerbasis. Das Kostenthema hatten wir ja schon, es hört einfach nie auf! Vieles wird nicht von den Krankenkassen übernommen – jedenfalls ist das bei den gesetzlichen Krankenkassen leider der Fall – und ich habe keine Zusatzversicherung für Heilpraktikerleistungen. Am besten informiert ihr euch vorher, nachfragen kostet nichts und Anträge auf Kostenübernahme zu stellen ebenso wenig.

Sucht euch einen Heilpraktiker aus, zu dem ihr eine gute Verbindung spürt. Ihr solltet euch auf keinen Fall unwohl fühlen und schon gar nicht scheuen, Fragen zu stellen. Je nachdem, welche Behandlung für euch infrage kommt, können die Kosten unter Umständen etwas höher ausfallen. Gerade die Diagnostik und die anschließende Behandlung (die natürlich immer individuell ausfällt, weshalb ich hier kein allgemeingültiges Beispiel geben kann) schlagen etwas kräftiger zu Buche. Darum lasst euch besser rechtzeitig eine Hausnummer nennen und klärt ab, welche (Teil-)Zahlungsmöglichkeiten ihr habt.

Als Tipp für die Selbstständigen unter euch: Die Kosten für die Kinderwunschbehandlungen sind absetzbar, sofern ihr sie nicht von der

Krankenkasse erstattet bekommt. Informiert euch hier aber sicherheitshalber noch mal bei eurem Steuerberater. Ich reiche alle Rechnungen und Belege ein – auch die vom Heilpraktiker, Osteopathen, Apotheker und so weiter.

Osteopathie

Die Osteopathie hat mein Herz erobert. Sie tut mir ungemein gut. Wie wäre es, wenn ich euch erst einmal beschreibe, was bei der Osteopathie eigentlich geschieht?

Osteopathie ist eine eigenständige, ganzheitliche Form der Medizin. Die Behandlung und auch die Diagnostik werden mittels Tastbefund durchgeführt. Dafür tastet der Therapeut mit den Händen den Körper des Patienten ab. Aus Erfahrung kann ich sagen, dass es überhaupt nicht schmerzhaft ist. Meine Osteopathin ist aber auch sehr sanft in ihrer Behandlung. Zwischendurch gibt es vielleicht Momente, die sich unangenehm anfühlen, aber ich würde das Gefühl nicht als Schmerz bezeichnen. Sinn und Zweck der Osteopathie ist es, die Ursache des Problems zu finden. Sprich: Woher kommen die Beschwerden? Dabei werden die eigentlichen Problemzonen oft über andere Stellen des Körpers behandelt – weil im Körper alles zusammenhängt. Im Grundsatz versucht die Osteopathie, die Selbstheilungs- und Selbstregulationskräfte zu aktivieren. Verspannungen, Blockaden und Gewebespannungen sollen gelöst werden.

Viele Leute denken, dass die Osteopathie nicht jede gesundheitliche Baustelle angehen kann. Doch gerade weil der Körper in seiner Gesamtheit betrachtet wird, kann mit Osteopathie viel erreicht werden. Wie es bei jedem Einzelnen wirkt, kann ich gewiss nicht vorhersehen, und wie immer muss die Behandlung individuell zum Patienten passen. Vielleicht habt ihr ja Familienmitglieder oder Freunde, die ebenfalls von ihren Erfahrungen berichten können. Ich beispielsweise bin gar nicht gezielt wegen des Kinderwunschs zu meiner Osteopathin gegangen, auch nicht wegen der Endometriose, sondern aufgrund meiner Hüftprobleme. Mit 24 Jahren darf man schon mal Hüfte haben, oder? Aber Spaß beiseite, dieser überflüssige Fakt aus meinem Leben nur zur Erklärung, wie ich zu Osteopathie gefunden habe. Zwar fühle ich mich nach jeder Behandlung erst mal wie durch den Fleischwolf gedreht, aber eher im positiven Sinn. Ich merke, dass mein Körper arbeitet, Dinge verarbeitet, Spannungen sich lösen.

TCM

Neben Osteopathie und heilpraktischen Methoden gibt es noch die Traditionelle Chinesische Medizin (TCM). Ähnlich wie bei der Osteopathie wird eine ganzheitliche Herangehensweise angesteuert. Ziel ist es, den natürlichen Energiefluss und die Körperfunktionen zu optimieren. Impulse können gezielt gesetzt werden, um die Fruchtbarkeit bei der Frau, aber auch beim Mann, zu verbessern. Der Zyklus kann reguliert, die Spermienqualität optimiert und der Eisprung gefördert werden.

TCM kann während einer Kinderwunschbehandlung, beispielsweise einer künstlichen Befruchtung, unterstützend wirken. Teilweise bilden sich die Mediziner der Kinderwunschzentren in der Hinsicht schon weiter, Gleiches gilt für den Bereich der Akupunktur. Die Akupunktur ist ein großer Bestandteil der Traditionellen Chinesischen Medizin, auch Tees und spezielle Massagen gehören dazu. Die TCM ist sehr umfangreich und umfasst Ernährung, Entspannung sowie Bewegung. Wenn ihr mehr erfahren wollt, lest euch gern unter dem verlinkten Tipp ein.

TCM bei Kinderwunsch

Akupunktur

Antje Sofsky: *Nach dem Verständnis der Traditionellen Chinesischen Medizin fließt im Körper die Lebensenergie Qi. Sie folgt den Energieleitbahnen, den sogenannten Meridianen. Wenn es zu Störungen und Blockaden in diesem System kommt, einzelne Punkte unter- oder überaktiv sind, kann die Energie nicht mehr frei fließen, und es kommt zu Krankheiten und Funktionsstörungen – so die Auffassung der TCM. Durch die Stimulation bestimmter Punkte auf den Meridianen kann sich die Blockade lösen und die Energie wieder frei fließen. Zur Stimulation kommen Nadeln, Wärme, Farblicht und Laser zum Einsatz, aber auch punktueller Druck im Sinn der Akupressur.*

Die TCM ist über 2000 Jahre alt und genießt in China großes Ansehen. Der Kinderwunsch wird dort traditionell mit Akupunktur und Kräutern behandelt. Aber auch in der westlichen Welt findet die Akupunktur im Kinderwunsch immer öfter Anwendung. Man möchte mit den Nadeln die Beckendurchblutung verbessern, günstig auf den Eisprung einwirken, den Zyklus optimieren und Frühaborte verhindern. Auch bei Ängstlichkeit und Anspannung wirkt Akupunktur förderlich. Sogar bei den verschiedenen Formen künstlicher Befruchtung wird Akupunktur in manchen Kiwu-Zentren sowohl zur Vorbereitung wie auch zur Therapie begleitend eingesetzt. Akupunktur kann hier auch die eventuell auftretenden Nebenwirkungen lindern. Sie wird auch bei der Behandlung von PCOS, Endometriose und Post-Pill-Syndrom eingesetzt. Auch die Spermienmenge und die Spermienqualität beim Mann können sich durch die Akupunktur verbessern. Die Akupunkturpunkte werden stets individuell ausgesucht.

Die Ohrakupunktur ist eine eigenständige Methode und gründet nicht auf dem Meridiansystem. Sie ist eher eine Reflextherapie, ähnlich der Fußreflexzonentherapie. Der ganze Körper, alle Organe, sind auf unserem Ohr repräsentiert und ganz bestimmten Ohrregionen zugeordnet (genau wie auf den Fußsohlen). Daher lässt sich über die Nadeln im

> *Ohr der gesamte Körper beeinflussen. So kann die Ohrakupunktur beim Kinderwunsch eine wirklich hilfreiche Therapie sein. Ich setze sie sehr gern gleichzeitig in Kombination mit osteopathischen Techniken ein. Die osteopathische Anwendung gelingt mir noch besser, wenn ich die entsprechende Zone gleichzeitig am Ohr nadle.*

Da ich einen Ekel vor Nadeln habe, verkrampfe ich immer total bei der Akupunktur. Darum ist sie für mich persönlich leider nichts, womit ich mich anfreunden kann. Aber das hat rein mit meinem Empfinden zu tun und sagt nichts über die Wirksamkeit dieser Technik aus. Zu mir passt die Akupressur einfach besser – ebenso die Myoreflextherapie. In beiden Fällen werden bestimmte Druckpunkte mit den Händen massiert und somit stimuliert. Die Myoreflextherapie ist etwas, das mir ungemein guttut.

 Wie funktioniert die Myoreflextherapie?

Tees

Ich trinke einen speziellen Kinderwunschtee – jeden Tag eine Tasse (zwei, drei werden empfohlen) – einfach zusätzlich zu der Kinderwunschbehandlung, ganz nach dem Motto: Kann ja nicht schaden. Kräuter sind schließlich für ihre Intensität bekannt. Nicht umsonst soll man zum Beispiel während der Einnahme der Pille kein Johanniskraut zu sich nehmen, da dieses die Wirkung der Pille einschränken kann. In den meisten Kinderwunschtee-Mischungen sind Frauenmantel, Himbeerblätter, Beifuß, Lemongras, Basilikum und Schafgarbenkraut enthalten. Sicherlich variiert die Kombination je nach Hersteller etwas. Ihr könnt euch den Tee auch in der Apotheke mischen lassen. Die Kräuter können sich wohltuend auf die hormonelle Balance auswirken und einige Kinderwunschtees sollen die Fruchtbarkeit steigern. Beachtet nur, dass es Produkte gibt, die nur in der ersten Hälfte des Zyklus getrunken werden sollen. Andere wiederum haben keine zeitlichen Einschränkungen. Beobachtet immer gut, wie sich die Dinge, die ihr anwendet – ganz egal, worum es dabei geht –, auf euren Körper auswirken und ob sich vielleicht etwas im Zyklus verändert.

Antje Sofsky: *Die Pflanzenheilkunde hat ihre Wirkung und alles, was Wirkung hat, kann auch Nebenwirkung haben. Es ist ganz klar ein Medikament. Heilpflanzen finden in den Medikamenten der Schulmedizin täglich Anwendung. Aus Fingerhut wird Digitalis hergestellt, eins der wichtigsten Herzmittel. Aus Yams wurde früher die Pille hergestellt. Mariendistel ist ein wichtiges Gegenmittel bei der versehentlichen Einnahme von lebertoxischen Substanzen und so könnte ich die Liste fortführen.*

Ich kombiniere in der Kinderwunschbehandlung gern pflanzliche, homöopathische, spagyrische Mittel und Urtinkturen. So greife ich auf ganz verschiedenen Ebenen an. Ein Teil meines Therapiekonzepts sind auch immer Teerezepturen. Die meisten Kinderwunsch-Teerezepturen, die man im Netz so findet, gehen auf Margret Madejsky zurück. Sie ist eine der größten Pflanzenheilkundlerinnen in der Frauenheilkunde, arbeitet mit Weleda und Wala zusammen und gibt in deren Heilpflanzengärten immer wieder Fortbildungen für Ärzte und Heilpraktiker. Margret Madejsky hat ihren unfassbaren Wissensschatz in etlichen Büchern festgehalten.

Tees lassen sich leicht in den Alltag einbauen, trinken muss man sowieso – warum also nicht gleich einen Teil der Behandlung auf diesem Weg erledigen?

Im Netz ist meist von drei Kiwu-Teerezepturen die Rede:

Zum einen dem Nestreinigungstee – hier geht es vor allem um Entgiftung, Ausleitung, Verbesserung der Schleimhäute und die sanfte Hormonregulierung. Er enthält Pflanzen wie Brennnessel, Löwenzahn, Gundelrebe, Frauenmantel, Schafgarbe, Goldrute, Taubnessel, Storchenschnabel, Gänseblümchen und Stiefmütterchen.

Dann gibt es den Zyklustee für die erste Zyklushälfte. In dieser Phase möchten wir eine ausreichende Östrogenproduktion erreichen, die Eierstöcke anregen und das Becken kräftig durchwärmen. Hier kommen Pflanzen wie zum Beispiel Rosmarin, Beifuß, Salbei, Himbeerblätter und Traubensilberkerze, Yohimbe und Holunderblüten zur Anwendung.

Der Zyklustee für die zweite Zyklusphase möchte eher Ruhe ins Becken bringen, das Progesteron stärken und mit der Brennnessel die Blutreinigung und -bildung unterstützen. Hier benutzen wir Pflanzen wie Frauenmantel, Melisse, Mönchspfeffer, Passionsblume, Schafgarbe und Brennnessel.

Die Teemischungen stelle ich individuell zusammen oder greife, je nach Frau, auf fertige Mischungen zurück.

Es gibt natürlich auch Teemischungen für den Mann. Im Netz finden sich nette Namen wie Horsttee oder Herzsprungtee. Es kommen zum einen Pflanzen zum Einsatz, die die Entgiftung und Ausleitung fördern. Dies kommt der Spermienqualität zugute. Aber auch Pflanzen, die die Libido fördern oder die Erektion unterstützen können. In den Mischungen findet man unter anderem Löwenzahnwurzel und -blätter, Wegwarte, Berberitzenrinde, Bibernell, Goldrute, Gundelrebe, Meisterwurz, Angelikawurzel, Eberwurz, Weidenröschen, Macawurzel, Klettenwurzel und Melisse.

Eine riesige Sammlung an Teerezepturen rund um die Frauenheilkunde ist auch in dem wunderbaren Buch „Frauenheilpflanzen" der Freiburger Frauenärztin Heide Fischer zu finden. Bei ihr habe ich meine Frauenpflanzenheilkundeausbildung gemacht.

Da ich einen unregelmäßigen Zyklus habe, greife ich immer mal wieder zu Mönchspfeffer, auch als Agnus castus bekannt. Diesen gibt es in Form von Tee wie auch Tabletten, als Tropfen oder Kapseln. Frau Dr. Seehaus hat mir die Einnahme empfohlen, weil mein Zyklus eine Zeit lang relativ verrücktgespielt hat. Mönchspfeffer wirkt sich regulierend auf den weiblichen Zyklus aus und kann auch bei PMS helfen. Besprecht die Einnahme diverser Präparate immer mit eurem Kinderwunschzentrum. Manch einer wird sagen: „Ist ja nur pflanzlich." Aber wie schon erwähnt: Kräuter und Pflanzen können Einfluss auf unseren Körper nehmen und jeder reagiert unterschiedlich darauf. Mönchspfeffer hat meinen Zyklus positiv beeinflusst und Nebenwirkungen hatte ich keine. Aber Achtung: Das ist wieder bloß meine persönliche Erfahrung.

Neben Mönchspfeffer wird Ovaria comp. Globuli velati von Wala empfohlen. Wie es funktioniert, erklärt meine Heilpraktikerin.

Antje Sofsky: *Ovaria comp. von Wala hat sich in den Kiwu-Foren herumgesprochen und wird als das Nonplusultra kommuniziert, dabei gibt es noch einige andere wirklich tolle Mittel in der Naturheilkunde. Die Frage ist ja immer: Wo liegt das Problem und was möchte ich erreichen? Danach suche ich das passende Medikament aus. Ovaria comp. ist ein tolles Mittel, keine Frage, und ich setze es auch oft ein. Aber es ist auch hier sinnvoll, sich in kompetente Hände zu begeben, denn in manchen Fällen gibt man Ovaria nur in der ersten Zyklushälfte, bei anderen gibt man es täglich.*

Ovaria comp. wird aus Schweineeierstöcken gewonnen, homöopathisch aufbereitet und potenziert und dann als Globuli verabreicht. Es unterstützt die Eierstöcke sanft in ihrer natürlichen Funktion. Die Frauenärztin, bei der ich meine Frauenpflanzenheilkundeausbildung gemacht habe, hat das immer ganz schön erklärt: Ovaria sagt zu den Eierstöcken „Allez hopp, Mädels, auf geht's, ihr wisst doch, wie es geht!" Das trifft es ziemlich auf den Punkt. Ovaria möchte quasi die körpereigene Hormonproduktion in den Eierstöcken anregen, die Eireifung fördern und den Eisprung auslösen.

Kurkuma, Maca und Co.

Neben Mönchspfeffer gibt es noch einige andere Goodies für den Kinderwunsch – manches habt ihr vielleicht schon gehört. Kurkuma wird aktuell zum Beispiel sehr gehypt. Gerade auf Instagram gilt es als das „Wundermittel" für alles. Ihr könnt Kurkuma als Pulver oder in Kapselform zu euch nehmen. Schon vor Jahren habe ich die „goldene Milch" getrunken. Ich entdeckte das Kurkumagetränk durch meine Endometriose. Auf den Kinderwunsch hatte es bisher noch keinen wirklichen Einfluss. Aber wozu Kurkuma? Kurkuma wirkt entzündungshemmend. Entzündungen im Körper können sich negativ auf den Kinderwunsch auswirken. Deshalb ist in dem Zusammenhang übrigens auch eine regelmäßige Kontrolle beim Zahnarzt wichtig, um Entzündungen des Zahnfleischs auszuschließen. Das nur mal als Randinfo.

Was auf all den Websites und Accounts allerdings nicht thematisiert wird: Es soll Hinweise darauf geben, dass Kurkuma das Zellwachstum in der Gebärmutterschleimhaut verringert. Für die Einnistung ist eine gut aufgebaute Gebärmutterschleimhaut wichtig! Bei der Endometriose wiederum ist genau dieser Ansatz gewollt. Mit dieser Zusatzinfo möchte ich Kurkuma auf keinen Fall „schlechtmachen". Kurkuma hat sicherlich schon einigen helfen können, ganz gleich, ob beim Kinderwunsch oder bei anderen Problematiken. Was ich eher damit sagen möchte, ist, dass man sich genau informieren sollte, bevor man sich irgendetwas täglich einverleibt, und die Dinge auch mal genauer hinterfragt. Die Individualität sollte immer im Fokus stehen – was bei dem einen klappt, muss bei dem anderen längst keine Wunder wirken.

Ich persönlich bin ein Fan von Maca! Die Macawurzel ist schon seit der Zeit der Inka als Fruchtbarkeitsmittel bekannt. Sowohl bei Frauen als auch Männern kann sie die Fruchtbarkeit unterstützen. Ob als Pulver oder in Kapselform, entscheidet ihr! In meinem Frühstück darf Maca nie fehlen, ich rühre es überall hinein – sogar in den Kaffee. Der Geschmack ist zu Anfang ein bisschen gewöhnungsbedürftig, fangt daher am besten mit einem kleinen Teelöffel an. Schon mein Opa hat Maca zu sich genommen, daher habe ich schon jahrelang Berührung damit.

Aber kommen wir zu den Fähigkeiten von Maca. Rote Maca soll den Eisprung fördern und schwarze Maca die Spermienqualität deutlich verbessern. Maca generell wirkt angstlösend, libidofördernd, erdend und auch antidepressiv. Die Wirkung ist wissenschaftlich bestätigt. Ich kann euch sagen, dass es zu Maca sehr viel Spannendes zu lesen gibt! Deshalb dürft ihr hier gern den QR-Code scannen, um weitere Informationen zu bekommen – Maca kann nämlich noch viel mehr.

 Maca für den Kinderwunsch

Neben Maca ist Shatavari aktuell in der „Kinderwunschindustrie" sehr bekannt. Häufig wird es auch gemeinsam mit Kurkuma eingenommen. Auf den Zug bin ich zuerst nicht aufgesprungen, um ganz ehrlich zu sein. Irgendwann wird es mir auch zu viel, man hört ja so vieles. Zwiebelkur hier, Kurkuma da – wie soll man das alles auf einmal machen? Deshalb war ich zuerst etwas reserviert, bin dann aber tatsächlich durch eine Followerin doch noch zum Shatavari gekommen. Ich dachte mir: Wird schon nicht schaden! Das war ein paar Monate nach meiner Fehlgeburt, ich hatte mir erhofft, schnell wieder schwanger zu werden, schließlich hat mein Körper es schon mal geschafft. Als ich merkte, es klappt doch nicht so wie erhofft, wollte ich dem Ganzen eine Chance geben. Aktuell (während des Schreibens dieses Buches) bin ich immer noch nicht schwanger, das nur mal als Randinfo zum Stand der Dinge – ohne Shatavari damit abwerten zu wollen.

Shatavari ist eine indische Wildspargelwurzel und im Ayurveda bekannt. Sie soll die Gebärmutter stärken. Also genau das Richtige für mein Wrack von Gebärmutter – ein bisschen Spaß muss sein! Bei Männern soll Shatavari samenvermehrend wirken und bei Frauen eben zusätzlich auch die Fruchtbarkeit positiv beeinflussen. Wie immer: Schaut einfach, ob es etwas für euch ist. Ich finde die unterschiedlichen Ansätze sehr interessant, das gilt für den gesamten ayurvedischen Bereich.

Unser Darm und seine Macht

Antje Sofsky: *Der Darm im Allgemeinen war lange Zeit wenig beachtet und ich muss zugeben, das war auch in meiner Naturheilpraxis der Fall. Ich musste lernen und einsehen, dass am Darm einfach kein Weg vorbeiführt. Mich hat bei vielen meiner Patienten beeindruckt, wie viele Beschwerden und Symptome mittlerweile verschwunden sind, die ich gar nicht als Erstes mit dem Darm in Verbindung gebracht hätte, wie zum Beispiel depressive Verstimmungen, Müdigkeit, Ängstlichkeit, Allergie, Hautprobleme und vieles mehr.*

In ihrem populären Buch „Darm mit Charme" erklärt Giulia Enders für jedermann verständlich und unterhaltsam, welche Aufgaben der Darm in unserem Körper übernimmt und welche Zusammenhänge es beispielsweise mit dem Gehirn gibt. Sie hat damit den Darm ein wenig populärer gemacht. Studien haben gezeigt, dass das Mikrobiom Einfluss auf psychische Erkrankungen wie Alzheimer und Depressionen haben kann. Es wurde nachgewiesen, dass sich bei Parkinsonpatien-

ten die Symptomatik signifikant verbessern kann, wenn der Darm therapiert wird. Die Liste ließe sich endlos fortsetzen. So macht die Darmtherapie auch im Kinderwunsch absolut Sinn. Durch unser schnelles Leben in der westlichen Welt, durch unsere Ernährung und unseren Stress finde ich bei fast jedem zweiten Patienten einen so genannten Leaky Gut. Die Darmschleimhaut wird durchlässiger für größere Moleküle und so geraten Stoffe, die eigentlich für die Ausscheidung vorgesehen waren, zurück in den Blutkreislauf, werden erneut zur Leber transportiert und müssen erneut verarbeitet und zurück zum Darm transportiert werden. Das belastet den Organismus enorm. Stoffe wie Ammoniak geraten in die Blutbahn und bewirken, dass wir uns benebelt fühlen.

Unsere Leber ist unter anderem für den Abbau von verbrauchten Hormonen zuständig wie zum Beispiel Östrogen. So drehen bei einem Leaky Gut mitunter auch verbrauchte Hormone die ein oder andere Extrarunde über die Leber und belasten diese und den restlichen Organismus unnötig. Ein Leaky Gut bedeutet immer auch eine Entzündung, die sich störend auf eine Empfängnis auswirken kann. Aber auch wenn das Mikrobiom ins Ungleichgewicht gerät und zu viel Fäulnisflora vorhanden ist, werden unter anderem Entzündungen gefördert. Bestimmte Bakterienstämme können die Oberhand gewinnen und bilden reichlich Histamin. Plötzlich leidet man an einer Histaminunverträglichkeit, dabei ist nur einiges im Darm in Schieflage geraten. Eine Histaminunverträglichkeit, die häufig eine Entzündung nach sich zieht, und jedwede Entzündung im Körper (deshalb unbedingt auch nach Zahnherden schauen) können eine Empfängnis erschweren oder stören.

Nun reicht es nicht, sich einfach einige Kapseln mit Darmbakterien einzuwerfen, und das Milieu im Darm ist damit wieder in Ordnung. Wenn zum Beispiel eine leichte Entzündung der Darmschleimhaut vorliegt, dann mögen sich die Bakterien gar nicht gern ansiedeln. Man scheidet einen Großteil der geschluckten Bakterienkulturen einfach wieder aus. Die Bakterien brauchen eine gesunde, intakte Darmschleimhaut, um *sich anzusiedeln. Sie ernähren sich von Ballaststoffen, deshalb ist eine ausgewogene, ballaststoffreiche Ernährung sehr wichtig. Solche leichten Entzündungen sind übrigens in der Darmspiegelung oft gar nicht sichtbar, sehr wohl aber im Stuhlbefund nachweisbar.*

Ein anderes Szenario ist, wenn die Bauchspeicheldrüse zu wenig Verdauungssaft zur Eiweißverdauung produziert. Das Eiweiß gelangt dann nur teilweise aufgespalten in den Darm und ist dort die Lieblingsspeise bestimmter Bakterienstämme. Diese futtern das Eiweiß und liefern als Abbauprodukt unter anderem Histamin und vermehren sich heftig. Die Folge ist eine Verschiebung im Mikrobiom zugunsten der Fäulnisflora, mit Gasbildung und Entzündung. Und so gibt es noch einige Szenarien. Pilze oder krankmachende Keime können zum Beispiel ihr Unwesen treiben.

Bei diesem Thema ist es sinnvoll, sich in sachkundige Hände zu begeben. Es braucht eine ordentliche Anamnese, eine körperliche Untersuchung und einen ausführlichen Stuhlbefund. Und dann braucht es noch jemanden, der diesen Stuhlbefund auch in all seinen Details interpretieren und deuten kann, um die richtige Behandlung einzuleiten. Leider ist ein großer Stuhlbefund teuer, die Behandlung dauert drei bis sechs Monate und geht noch mal ins Geld. Aber das ist eine Investition in die Gesundheit. Sie stärken Ihre Basis. Ich habe dazu immer folgendes Bild: Man räumt mit der Darmtherapie den Keller auf oder bringt das Fundament in Ordnung. Ein traumhaftes Wohnzimmer nutzt nicht viel, wenn im Keller der Schwamm im Mauerwerk sitzt.

Ein Fallbeispiel: Ich hatte einmal eine Patientin mit sehr ausgeprägten Problemen. Sie hatte Schmerzen und Krämpfe, vertrug viele Nahrungsmittel nicht mehr, litt unter Durchfällen und Verstopfung und war ständig gebläht. Der Hausarzt sandte einen Stuhlbefund zum Labor (ich arbeite mit demselben Labor zusammen) und der Befund ergab keine Auffälligkeiten. Er hatte nur wenige Parameter bestimmen lassen. Auch ihre Darmspiegelung war komplett unauffällig. Ich schickte noch mal einen großen Stuhlbefund ein. Die Frau hatte den höchsten Alpha-1-An-

titrypsin-Wert, den ich bis jetzt bei Patienten hatte. Dieser Stoff kommt normalerweise nur im Blut vor. Findet man ihn im Darm, muss ein Leaky Gut vorliegen, denn er kann auf anderem Weg nicht in den Darm gelangen. Im Befund war noch einiges mehr in Unordnung. Es folgte ein sehr netter Austausch mit dem Hausarzt, der sich freute, dass es endlich einen Anhaltspunkt für die Beschwerden gab. Eine weitere Patientin brachte einen großen Stuhlbefund mit, den eine Kollegin drei Monate vorher veranlasst hatte. Auf den ersten Blick schien alles in Ordnung und der Befund könne laut der Kollegin die Beschwerden nicht erklären. Es waren zwar fast alle Werte in der Norm, aber einige wichtige waren im unteren Bereich. Genau die vorliegende Kombination der schwachen Werte sprach für einen Leaky Gut und eine Entzündung. Die Beschwerden waren also nicht verwunderlich. Durch die Behandlung fühlte sich die Patientin rasch besser.

Das sind nur zwei Beispiele, es gäbe noch viele. Sehr gut und differenziert ausgebildet sind Ärzte und Heilpraktiker, die in der „modernen Darmtherapie" von Evelyn Wurster ausgebildet wurden.

Bedingt durch meine Endometriose und eine Histaminintoleranz, habe ich seit jeher Probleme mit dem Darm: Durchfälle, Blähbauch. Seit Jahren passe ich meine Ernährung deswegen an. Trotzdem waren die Beschwerden immer da. Wir haben mein Blut gecheckt: Werte in Ordnung. Ich habe eine Darmspiegelung gemacht: unauffällig. Bei mir verlief die Suche ähnlich wie bei der Patientin in Frau Sofskys Fallbeispiel. Von mehreren Seiten wurde mir empfohlen, doch mal eine Stuhlprobe abzugeben. Yummy! Nicht so lecker, ich weiß! Aber es gehört halt dazu. Schon die erste Stuhlprobe erklärte viele meiner Beschwerden, wie der häufige Toilettenbesuch (teilweise vier- bis sechsmal am Tag) oder den starken Blähbauch nach so ziemlich allem, was ich gegessen habe – ganz egal, ob histaminarm oder nicht. Selbst an meiner Stirn zeigte sich die Unruhe in meinem Darm in Form von Pickeln. Mit einigen Präparaten haben wir meinen Darm dann behandelt. Bitte verzeiht mir, wenn ich diese hier nicht auflliste, aber sie richteten sich individuell nach meinen Laborergebnissen und sind nicht unbedingt eine allgemeine Empfehlung. Bis heute bin ich überzeugt, dass die Darmtherapie einen positiven Einfluss auf mich hatte, denn ein paar Monate später trat meine Schwangerschaft ein. Das sind meine ganz persönlichen Gedanken. Ich habe mich unter der Einnahme definitiv besser gefühlt.

Der Darm gilt als unser zweites Gehirn und ich bin überzeugt von seiner Macht und seinem Einfluss auf unseren gesamten Körper. Als ich nämlich die Behandlung eine Zeit lang unterbrach, trat wieder zunehmend Unruhe ein. Das war der Grund, weshalb ich zu Frau Sofsky gegangen war und diese Verbindung zu ihr entstand. Ich bin ihr sehr dankbar für ihr geballtes Wissen, das sie mir als Patientin immer wieder mitgibt – und das ich jetzt mit euch als meine Leserinnen teilen kann. Sofort war klar, dass wir meinen Darm noch mal genauer durchchecken und ich eine weitere Stuhlprobe abgeben müsste. Diese hat mich ungefähr 160 Euro gekostet, plus die Kosten für die Sitzungen – und das jetzt bitte nicht zu bildlich vorstellen, ich rede von den Gesprächsterminen ...

Ich habe bewusst das „komplette Labor" gewählt, weil ich auf Nummer sicher gehen und alles abklären lassen wollte. Siehe da: Alles, was vorher im Ungleichgewicht war, war wieder aus der Bahn geraten – oder vielleicht auch nie ganz ins Lot gekommen? Auch das Leaky-Gut-Syndrom wurde bestätigt – wir hatten es wegen meiner Symptome vermutet, die ja trotz endometriosespezifischer und histaminarmer Ernährung nicht unter Kontrolle zu kriegen waren. Ich bin froh, dieses Thema noch mal angegangen zu sein. Während ich dieses Buch schreibe – Dezember 2020 –, nehme ich seit drei Monaten meine Präparate und befolge zuverlässig den für mich erstellten Therapieplan. Es ist so schön, zu merken, wie langsam, aber sicher Ruhe in den Darm einkehrt. Selbst wenn ich dadurch jetzt nicht sofort schwanger werde, hat die Therapie einen positiven Einfluss auf meinen Körper. Ich habe weniger Beschwerden und fühle mich einfach viel wohler in meiner Haut. Das ist für mich tatsächlich ein sehr wichtiger Punkt, weil ich denke, mein Körper ist dann stark genug, damit ein kleines Wunder in mir heranwachsen kann. Falls ihr Lust auf ein tolles Buch zu dem Thema habt, dann kann ich euch das schon erwähnte *Darm mit Charme* empfehlen. Giulia Enders erklärt den Darm sehr lustig und einfach. Gibt's auch als Hörbuch!

Was soll ich sagen? Die Komplementärmedizin ist vielfältig. Ich könnte ihr glatt ein ganzes Buch widmen. Ich hoffe, ich konnte euch einen kleinen, aber feinen Einblick geben.

Kinderwunschyoga und Fruchtbarkeitsmassagen

Kinderwunschyoga? Aha ... Was genau geht da bitte ab? Und will man eigentlich so genau wissen, was bei einer Fruchtbarkeitsmassage passiert? Ha! Ja, also ich will!

Beginnen wir mal mit dem Yoga: Inwiefern kann Yoga den Kinderwunsch positiv beeinflussen?

Kim Gausa, Yogalehrerin aus Hamburg: *Yoga hat einige positive Effekte auf den Kinderwunsch. Es ist ein wundervolles Tool, um ins Hier und Jetzt zu kommen, und hilft somit, sich zu entspannen. In der Yogapraxis schenkt man sich selbst, seinem Körper und auch den Gedanken einen anderen Input beziehungsweise eine Pause. Besonders in einer so intensiven Zeit wie dem Kinderwunsch sollte man sich nicht vergessen und dabei liebevoll mit sich selbst bleiben und in Verbindung mit dem Körper stehen.*

Den Fokus mal auf etwas anderes zu lenken und Erfolgserlebnisse zu schaffen, um das Vertrauen in den Körper zu stärken, kann ebenfalls ein großartiger Nebeneffekt der Yogapraxis sein.

> *Neben all dem Abschalten und Entspannen hilft Yoga auch aktiv und kann je nach Zyklusphase angepasst werden. Aktivierend, stimulierend und entspannend können die Asanas (Yogapositionen) in diesen Phasen wirken und es gibt spezielle Yogaübungen, die den Hormonhaushalt ankurbeln und danach in Balance bringen. Yoga wirkt ganzheitlich und ist ein Geschenk an dich selbst.*

Ich kann Kim nur zustimmen. Seit sechs Jahren mache ich Yoga – zu Anfang sogar sehr intensiv. Die Verbindung zu mir selbst tat mir gut. In dieser Stunde habe ich mich nur um mich gekümmert, geschaut, an welche Grenzen mein Körper gehen kann. Mit der Diagnose „Endometriose" habe ich den Draht dazu erst einmal wieder verloren, obwohl ich wusste, wie wertvoll es für mich ist. Zum Glück hat Kim mich kontaktiert. Sie wollte mich ursprünglich bei meinen Haltungsproblemen unterstützen und mittlerweile mache ich seit vier Monaten jede Woche zweimal Yoga mit ihr. Mein Körper lernt dazu, gewinnt neue Energie beziehungsweise gibt mir die Kraft zurück, die ich während der Hormonbehandlungen verbrauche. Durch die Hormone ist der Körper ja die ganze Zeit fremdgesteuert, ich denke, da ist es kein Wunder, dass man die Verbindung zu sich selbst verliert. Yoga hilft mir dabei, „in mir" zu bleiben. Vielleicht bin ich nicht perfekt in der Ausführung, aber das spielt beim Yoga absolut keine Rolle. Hier geht es einmal nicht ums Funktionieren – weder für den Kinderwunsch noch für irgendwas anderes. Ich gehe in die Übungen, soweit es mein Körper zulässt, und wenn ich damit zusätzlich meine Wunscherfüllung positiv beeinflussen sollte, lohnt sich die Sache ja gleich doppelt.

Es gibt unterschiedliche Arten von Yoga. Yin Yoga wirkt sehr entspannend und ist nicht anstrengend. Der Fokus liegt auf dem Verweilen in den einzelnen Positionen.

Speziell für den Kinderwunsch gibt es noch das Luna Yoga. Hierbei sind die Positionen gezielt auf die Entspannung und Stärkung des Beckenbereichs gerichtet. Mit einem Yogalehrer könnt ihr die Übungen gezielt auf eure Wünsche und Problembereiche abstimmen. Wer erst mal ohne Hilfe anfangen will, findet auf YouTube eine große Kursauswahl. Yoga mit Mady Morrison finde ich super. Sie bietet unterschiedliche Einheiten auf ihrem Kanal an: für Anfänger bis Fortgeschrittene, sanft, aktiv, kräftigend – es ist für jedes Level und jede Laune etwas dabei.

Die Fruchtbarkeitsmassage hat zwar nichts mit Yoga zu tun, ist aber mindestens genauso entspannend, wie es Yoga auch sein kann. Ich muss gestehen, dass ich sehr spät Wind davon bekommen habe. Wer *In der Regel bin ich stark* gelesen hat, weiß bereits, dass ich wie ein nachtaktiver Hamster in seinem Laufrad bin, wenn mich ein Thema beschäftigt – ich kann nicht schlafen und recherchiere stundenlang. Ich war auf der Suche nach irgendwas, was meinen Follikelchen Power und mir im Idealfall Entspannung gibt. (Das war noch, bevor ich schwanger war, und meine gedankliche Einstellung pendelte eher so in die Richtung: Das wird doch nie was!)

Die Heilpraktikerin und Homöopathin Birgit Zart hat die Fruchtbarkeitsmassage in Deutschland bekannt gemacht. Sie steht ebenfalls für einen ganzheitlichen Ansatz. Die Fruchtbarkeitsmassage beginnt im Sitzen, mit einer sanften Massage der Leber, der Nieren, des Nackens, des Halses und der Lymphknoten. Dadurch soll die Entgiftung gefördert werden. Anschließend geht es im Liegen weiter. Ich gebe zu, am Anfang war es ungewohnt, am Bauch massiert zu werden. Schließlich ist der Bauch wegen meiner Endometriose meine große Problemzone. Bei der ersten Sitzung konnte ich mich deshalb noch nicht hundertprozentig entspannen, aber schon bei der zweiten lief es besser. Außerdem werden die Reflexzonen der Gebärmutter, der Eierstöcke und auch der Eileiter massiert. Im Gesamten soll die Fruchtbarkeitsmassage die Empfängnisbereitschaft erhöhen, den Hormonhaushalt regulieren und Verkrampfungen im Unterleib lösen. Übrigens kann sie auch während der Wechseljahre unterstützen. Mir hilft die Massage auf jeden Fall beim Runterkommen und am Unterleib empfinde ich sie sehr angenehm. In Heidelberg bietet eine Heilpraktikerin sie an. Sicher gibt es in eurer Umgebung auch Angebote. Die Fruchtbarkeitsmassage ist leider keine Kassenleistung – zumindest nicht bei den gesetzlichen Krankenkassen.

Überlegung: Verderben zu viele Köche den Brei?

Viele Informationsquellen, viele Meinungen. Wir tauschen uns mit Ärzten aus, mit anderen betroffenen Paaren, mit Menschen aus unserem Umfeld. Aber wann ist es genug? Wie viele (neue) Dinge will man ausprobieren und parallel laufen lassen? Die richtige Balance zu finden, ist hier wohl die Kunst.

Meine Meinung: Nicht verzweifelt nach jedem Strohhalm greifen! Es gibt keinen Standardweg. Erfolge werden individuell erzielt.

Das klingt jetzt etwas leichter, als es in der Umsetzung tatsächlich ist. Denn was ich herausgefunden habe (und anfangs wollte ich das nie glauben): Der Kinderwunsch ist wie eine Sucht – man wird süchtig danach, ihn zu erfüllen. Dadurch neige ich dazu (und wahrscheinlich die meisten von euch auch), immer weiter zu suchen: Was geht noch? Was kann ich noch tun? Von Zwiebelkur über Kurkuma bis zum Handstand nach dem Sex. Möglichkeiten über Möglichkeiten.

Die Frage ist nur: Bringt es etwas, jeden Zyklus was Neues auszuprobieren, und überdenkt man noch rational, was man alles tut, oder macht man aus Verzweiflung irgendwann jeden Trend mit? Das sind jetzt ausschließlich meine Gedanken zu dem Thema. Ich möchte alles ausschöpfen, um am Ende für mich die Sicherheit zu haben: Ich habe alles erdenklich Mögliche getan. Manchmal benötigt man diese Art der Beschäftigung ja auch, um nicht durchzudrehen. Schließlich wartet man gefühlt rund um die Uhr beziehungsweise immer wieder in Etappen. Mir fällt es leichter, etwas zu tun zu haben, statt untätig und hilflos rumzusitzen. Das heißt aber nicht, dass ich wirklich alles mache, was sich anbietet. Ich überlege sehr genau, ob ich diverse Möglichkeiten gleichzeitig machen will. In den letzten Monaten habe ich gemerkt, dass mich all die Zusatzaktivitäten neben der Behandlung im Kinderwunschzentrum gestresst haben. Ich hatte so viele Termine, mich auf Knopfdruck auf der Massageliege oder der Yogamatte zu entspannen, hat nicht immer funktioniert. Zwar habe ich es dann während der Massagen oder der Übungen geschafft, abzuschalten, aber es tut auch mal gut, nirgendwo hin zu müssen.

Es ist und bleibt ein leidiges Hin und Her zwischen: Ich will alles machen, aber ohne mich dabei zu übernehmen. Momentan ist es eher so, dass es mich belastet, nach jedem Strohhalm zu greifen. Denn alles, was nicht zum Ziel führt, macht die Liste der Dinge, die gescheitert sind, wieder ein bisschen länger. Darum versuche ich aktuell, mir noch Möglichkeiten offenzuhalten, und nicht wie wild alles gleichzeitig zu probieren. Ein deutliches „Stopp!" aus meinem Umfeld bremst mich auch immer ganz gut. Manchmal kann man eben den Wald vor lauter Bäumen nicht mehr sehen ...

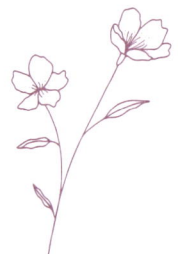

EPILOG

Das persönliche Happy End

Ein Brief an mein zukünftiges Ich

Liebes zukünftiges Ich, meine liebste Anna,

wer weiß, wo du nach ein paar Jahren stehst, wenn du diesen Brief hier in deinen Händen hältst? Vielleicht lebst du dann schon längst in deinem Traumhaus mit einem riesigen Garten. Der Wald grenzt an euer Grundstück und du hast Ziegen. Weißt du noch, dass du dir schon immer Ziegen im Vorgarten gewünscht hast? Ich sehe dein Schmunzeln gerade ganz deutlich vor mir, wenn du beobachtest, wie Oskar sich mit den Ziegen anfreundet. Und wer weiß, vielleicht macht ja auch ein kleines Wunder in diesem Augenblick seine ersten Gehversuche auf dem Rasen.

Es kann natürlich auch sein, dass du noch immer in der schönen, hellen Wohnung am Schlosspark lebst. Sargis hängt an der Playsi in seinem Zockerzimmer – denn wenn wir ehrlich sind, wird er das in ein paar Jahren noch immer tun – und du hast dich zum Lesen auf den kleinen Balkon gesetzt, in eine Decke gekuschelt, umgeben von Baumwipfeln. Die Nacht ist schon hereingebrochen und der schwarze Himmel ist mit goldenen Tupfen gespickt.

Du schaust hinauf zu deinem Sternchen und zu Engel G. Der Wind trägt das Rascheln der Blätter zu dir und flüstert dir Hoffnung ins Ohr. Denn vielleicht trägst du zu dem Zeitpunkt, wenn du den Brief liest, noch immer deinen sehnlichen Kinderwunsch in dir und kannst Ermutigung ganz gut gebrauchen.

Wer weiß schon, was sein wird? Aber was ich auf jeden Fall weiß, ist, dass du jetzt, wo du in den Himmel schaust, ein bisschen traurig bist – denn du wirst immer ein bisschen traurig, wenn du an dein Sternchen denkst. Darum möchte ich, dass du dir jetzt vorstellst, wie ich dich fest in meine Arme nehme. Ich wünsche mir für uns beide, dass kein weiteres Sternchen in den Himmel wandert, bis wir uns irgendwann in diesem Brief wiedertreffen. Und weil ich dich kenne, dich und dein ewiges Gedankenkarussell, möchte ich dich auch daran erinnern, dass es okay ist, den traurigen Moment mit deinem Sternchen wieder loszulassen. Loslassen ist keine Form von Vergessen. Indem du Dinge loslässt, schaffst du Platz für Neues. Klingt schlau, was? Hab ich von dir gelernt, du Schlaumeier! Schön, dass du jetzt lachst. Lachen steht dir! Und du hast auch allen Grund dazu, fröhlich zu sein. Sieh nur, was du schon alles durchgestanden hast. Du bist stark und du kannst stolz auf dich sein. Du bist auf dieser Reise gewachsen. Das Leben geht nun mal immer weiter.

Vielleicht sitzt du ja momentan auch in eurem wunderschönen Stadthaus und liest diesen Brief, in eurer großen offenen Küche, und euer Kinderwunsch hat sich längst erfüllt – bloß nicht so, wie du ursprünglich geplant hattest. Du sprachst schon als Kind oft von Adoption, weil du den Gedanken beruhigend fandest, einem Kind, das niemanden hat, ein liebevolles Zuhause zu geben. Ein adoptiertes Baby vollendet eine Familie ebenfalls. Und du bist also auf diese Weise die fiesen Hormonbehandlungen los … Allerdings musstest du dafür einen ganz schönen Bürokratiekrieg gewinnen, der dich erst mal in Panik versetzt hat. Hab ich recht? Unterlagen über Unterlagen, und was die alles checken … Zu viel arbeiten kommt nicht gut, zu wenig aber auch nicht … Und wie sieht's eigentlich mit heiraten aus? Laut aktuellem Gesetz geht nichts ohne den Wisch vom Standesamt. So viel zum Thema „Adoptiert doch einfach".

Aber was für dich am schlimmsten wäre, liebste Anna, das weiß ich so gut wie du, wären die acht Wochen nach der Geburt des Babys, in denen jeden Tag die Gefahr bestünde, dass die leiblichen Eltern es sich doch noch mal anders überlegen und sich schließlich nicht von ihrem kleinen Wunder trennen könnten. Es würde dir das Herz brechen, dein Baby zu verlieren, wenn du dein Herz bereits verloren hast. Ich weiß, dass du wahnsinnige Angst davor hättest. Ich weiß aber auch, dass dein Wunsch nach einem Baby größer ist als jede Angst in dir.

Also solltet ihr euch für eine Adoption entscheiden, wie würdet ihr damit umgehen? Würdet ihr eurem Kind von Anfang an offen kommunizieren, dass es adoptiert ist, obwohl es sich für euch wie euer eigenes Kind anfühlt? Sicher wird es irgendwann Fragen haben, seine Wurzeln suchen, seine leiblichen Eltern womöglich kennenlernen wollen. Und ja, du wirst dein Kind natürlich dabei unterstützen und Verständnis dafür haben, aber ein Teil von dir wird vermutlich darunter leiden und sich Sorgen darüber machen, euer Kind mit seinen biologischen Eltern zu teilen.

Manchmal wäre es doch irgendwie erleichternd, wenn man in die Zukunft blicken könnte, oder? Vielleicht sähen wir dich dort sitzen, mit einem kugelrunden Bauch, weil du dich letztendlich für eine Eizellspende entschieden hast. Vielleicht fluchst du heimlich darüber, wenn du einen fiesen Tritt in die Rippen bekommst, weil du dich zum Lesen hingesetzt hast, statt dein kleines Wunder im Bauch in den Schlaf zu wiegen. Also stehst du wieder auf und läufst beim Lesen, damit das kleine Monster Ruhe gibt – und wenn wir ehrlich sind, du gehst jeden einzelnen Schritt von Herzen gern für euer Wunschkind und bist dankbar dafür, dass du das Wunder einer Schwangerschaft genießen darfst. Wer weiß? Alles ist möglich.

Es kann genauso gut sein, dass du in ein paar Jahren, wenn du diesen Brief zur Hand nimmst, schon losgelassen hast von der Vorstellung deines „perfekten" Lebens und dass es nur mit einem Kind erfüllt sein kann.

Was dich letztendlich erfüllt, entscheidest du, liebe Anna. Nicht immer wird dir das Leben alles geben, was du dir erträumst. Du wirst vielleicht nicht alle deine Ziele so verfolgen können, wie du es bisher getan hast. Aber das ist nicht deine Schuld – und das weißt du inzwischen. Vergiss diese Erkenntnis niemals wieder, versprochen? Du hast nicht versagt! Du bist eine wundervolle Frau, ja, richtig gehört: Du bist eine Frau, die genauso weiblich ist wie jede andere Frau mit Kindern auch. Den Fehler bei dir zu suchen, mochte vielleicht für eine kleine Weile einfacher sein, als deinen Wunsch loszulassen. Doch was, wenn loslassen die einzige Chance auf ein glückliches Leben ist?

Niemand kann in die Zukunft blicken und vielleicht ist das doch ganz gut so. Das Leben findet nun mal in der Gegenwart statt, hier treffen wir unsere Entscheidungen. Du hast heute die Entscheidung getroffen, diesen Brief zu schreiben und dich damit ein Stück freier gemacht. Morgen ist ein neuer Tag. Und wie heißt es so schön in einem deiner Lieblingszitate?

„The sun is a daily reminder that we too can rise again from the darkness, that we too can shine our own light." (S. Ajna)

In aller Liebe
Anna

Danksagung

Die Danksagung mag vielleicht etwas untypisch beginnen und für einige klingt es eventuell egoistisch, doch zuerst möchte ich mir selbst danken. Das Schreiben dieses Buches fiel mir nicht leicht. Dabei sind viele Gefühle und Erinnerungen hochgekommen, die den Schreibprozess nicht immer einfach gestaltet haben. Darum bin ich mir dankbar, dass ich all meinen Mut zusammengenommen habe, um offen über dieses „Tabuthema" zu sprechen.

Sei auch du dir selbst dankbar, dass du bis hierhin gelesen hast, sicher warst du dabei auch mit vielen gemischten Gefühlen konfrontiert. Ich hoffe, dir spricht die eine oder andere Zeile aus der Seele, gibt dir einen guten Tipp und du kannst dich auch ein bisschen an diesem Buch erfreuen.

Dieses Buch wäre natürlich nie ohne ein tolles Team entstanden. Mit dem ZS Verlag habe ich einen wundervollen Verlag gefunden. Die Zusammenarbeit war eine echt schöne Erfahrung. All meine Ideen und Wünsche sind in diesem Buch umgesetzt worden und ich kann sagen, dass ich komplett dahinterstehe. Dafür bin ich dem gesamten Team vom ZS Verlag sehr dankbar! Danke für euer Vertrauen und danke, dass ihr dieses Thema mit mir behandelt habt.

Das Gleiche gilt für dich, Stephan! Ohne dich und 31Media wäre die Zusammenarbeit vielleicht gar nicht zustande gekommen. Danke, dass du meine Ideen immer umsetzt!

Ebenso wäre all das nicht entstanden, wenn ich nicht so ein tolles Management hätte, das immer an mich glaubt. Vielen Dank, dass ihr mich seit Jahren betreut und meine Ideen mit mir umsetzt. Ihr stärkt mir immer den Rücken – während der Kinderwunschbehandlungen und gesundheitlichen Ausfälle. Das macht mir meinen Job um einiges leichter. Lieben Dank, Isabelle, und nicht zu vergessen, danke Michi – für alles.

Ich sag's euch, so ein Projekt wuppt eine Person nie allein und das würde ich auch nie behaupten. Schon bei meinem ersten Buch *In der Regel bin ich stark* war Saskia meine Co-Autorin. Ohne sie wäre das gesamte Buch mit sehr großer Sicherheit nicht so toll geworden. Hinter Saskias Art und Schreibstil stecken viel Liebe, viel Kreativität und Können. Danke, dass du all meine Zeilen so perfekt aufpäppelst. Dieses Projekt haben wir von Anfang an gemeinsam begonnen und darüber gesponnen, wie so ein Kinderwunschratgeber wohl aussehen könnte. Jetzt schreibe ich diese Danksagung und all diese Worte mit einem lachenden und einem weinenden Auge. Saskia, du bist für mich nicht nur die beste Co-Autorin, die ich mir vorstellen kann, sondern auch eine wichtige Bezugsperson geworden. Ich danke dir für dein offenes Ohr und dafür, dass wir uns ohne Worte verstehen.

Alle unsere Texte, sei es das Konzept oder die einzelnen Kapitel, gehen auch immer durch die Hände unserer lieben Anja Koeseling von der Agentur Scriptzz. Tausend Dank für die eingespielte Zusammenarbeit, das Vorlektorat und dafür, dass du uns jederzeit mit Rat und Tat zur Seite stehst.

Vielen Dank, liebe Lisa Duhme von der Satzfabrik, für die professionelle und angenehme Zusammenarbeit im Lektorat.

Danke auch an Frau Dr. Seehaus, Prof. Dr. Wischmann, Herrn Wagner, Frau Sofsky, Kim Gausa und all die tollen, mutigen Betroffenen, die hier ihre Geschichte und ihr Wissen geteilt haben. Ihr macht das Buch zu etwas Besonderem! Der Kinderwunsch ist so individuell. Das zeigt sich durch eure Beiträge am besten.

Ganz unabhängig vom Inhalt des Buches, macht sich so ein Cover auch nicht von allein. Der wohl beste Fotograf – und mein allerbester Freund – hat auch dieses Coverbild geschossen. Arya, ich danke dir für alles, was ich mir nur vorstellen kann. Danke, dass du mich seit Jahren begleitest und alles gegeben hast, damit mein Buchcover so wird, wie ich es mir wünsche. Ich hab dich unendlich doll lieb!

Vielen lieben Dank auch an dich, Yaisa! Ich bin dankbar, dich kennen- und lieben gelernt zu haben. Du bist definitiv mehr für mich als eine Nachbarin und Make-up Artist, trotzdem danke ich dir an der Stelle auch für das tolle Make-up beim Covershooting. Lots of love!

Grundsätzlich bin ich diesen ganzen Weg nicht allein gegangen. Während der Kinderwunschbehandlungen, meiner Trauer, in den freudigen Momenten zwischendurch wie auch bei der Entstehung dieses Buches waren meine Familie und alle meine Freunde für mich da. Dieses Mal möchte ich nicht jeden Einzelnen auflisten, denn ihr seid alle für mich nicht mehr aus meinem Leben wegzudenken. Das gilt für meine Familie und auch für meine Freunde, die für mich wie eine zweite Familie sind. Danke, dass ich jeden Tag anrufen darf, meine Sorgen rauslassen darf, auch wenn es manchmal die banalsten Dinge sind. Ich bin euch allen so unendlich dankbar und ohne euch würde ich diese Reise nicht so positiv durchstehen, wie ich es aktuell tue. Ihr seid alle besonders, jeder auf seine individuelle Art und Weise. Ich müsste ein Buch füllen, um alles aufzuschreiben, was ich für jeden von euch empfinde. Deshalb fühlt euch angesprochen und von mir geliebt!

Das Beste kommt bekanntlich zum Schluss und damit meine ich dich, mein liebster Sargis. Ich wünsche mir und hoffe von ganzem Herzen, dass wir bald unsere kleine Familie erweitern können. Mit Oskar sind wir schon eine wunderbare Familie, keine Frage, doch freue ich mich auf ein kleines Wunder in unseren Armen. Seit knapp sieben Jahren gehen wir gemeinsam unseren Weg, durch Höhen und auch Tiefen, aus denen wir immer stärker herausgekommen sind. Auch wenn ich nicht immer einfach bin und unter Hormoneinfluss teilweise zur Furie mutiere, bist du immer bei mir – dafür danke ich dir sehr. Ich liebe dich von ganzem Herzen!

Quellenangaben und Literatur

Kontrolle des Eisprungs, S. 18 ff.
Cyclotest: https://www.cyclotest.de/kinderwunsch/schwanger-werden/

Was ihr über die Scheidenflora wissen solltet, S. 20
https://www.kadefungin.de/

Basaltemperatur, S. 21
https://www.cyclotest.de/

PCO, S. 36
https://www.gesundheit.gv.at/krankheiten/sexualorgane/weibliche-hormone-zyklus/pco-syndrom

Hormonelle bzw. immunologische Störungen, S. 40
https://www.familie.de/kinderwunsch/hashimoto-kinderwunsch-muss-kein-traum-bleiben/

Krebserkrankungen, S. 46
https://www.krebsgesellschaft.de/onko-internetportal/basis-informationen-krebs/leben-mit-krebs/kinderwunsch-und-krebs/kinderwunsch-und-krebs.htm

IUI, IVF und ICSI, S. 71 ff.
https://www.sellmerdiers.de/samen-bestellen/der-unterschied-zwischen-ici-und-iui-einheiten/
https://www.familienplanung.de/kinderwunsch/behandlung/samen-uebertragung/

Assisted Hatching, S. 81
https://www.ivf-erlangen.de/behandlungsmethoden/assisted-hatching

Kostenübernahme künstliche Befruchtung, S. 89 ff.
https://www.sozialgesetzbuch-sgb.de/sgbv/27a.html

Myoreflextherapie, S. 192
http://www.myoreflex.de/uebersichtsseite-myoreflextherapie

Weiterführende Literatur

Budnowsk, Agnes/Feichtinger, Michael u.a.: Ernährung bei Kinderwunsch. Fruchtbarkeitssteigernde Lebensmittel und therapieunterstützende Ernährung für sie & ihn. Maudrich, 2020

Enders, Giulia: Darm mit Charme. Alles über ein unterschätztes Organ. Ullstein, 2014

Fischer, Heide: Frauenheilpflanzen. Die 35 wichtigsten Pflanzen und wie sie wirken. F. A. Herbig Verlagsbuchhandlung GmbH, 2019

Wilken, Anna/Hirschberg, Saskia: In der Regel bin ich stark. Endometriose: Warum wir unsere Unterleibsschmerzen ernst nehmen müssen! Eden Books, 2019

William, Anthony: Selleriesaft. Der ultimative Superfood-Drink für deine Gesundheit. Arkana, 2019

Register

Adoption 163 ff.
Agnus castus *siehe* Mönchspfeffer
Akupunktur 191 f.
Alternativmedizin 185 ff.
AMH-Wert 28 f.
Assisted Hatching 81
Ausschabung 122 ff.

Basaltemperatur 21 f.
Bauchspiegelung 128
Befruchtung 77
Behandlungskosten
· Antrag 90 f.
· Kostenübernahme 30, 89 ff.
· Selbstzahler 100 f.
Behandlungsmöglichkeiten 172 ff.
Beziehung 152 ff.
Brüste, spannende 21

Chromo-Laparoskopie 181
Coenzym Q10 106

Darm 198 ff.
Diagnosemöglichkeiten 172 ff.
Druck, gesellschaftlicher 156 ff.

Eileiterschwangerschaft 127 ff.
· Behandlung 127 ff.
· Diagnose 127

Eisprung 18 f., 21
Eizellpunktion 75 f.
EmbryoGlue® 81
Embryotransfer 78 f., 82 ff.
Empathie 165 f.
Endometriose 34 ff.
Endometriosesanierung 112 f.
ERA-Test 180, 181
Ernährung, gezielte 107 f.

Familienplanung, natürliche 14 ff.
Fehlgeburt
· Begriff 134 f.
· erstes Trimester 120
· Rituale 136
· Selbsthilfegruppen 137
· Trauer 135
· Ursachen 120 ff.
Fertilitätscomputer 23
Folsäure 105 f.
Fruchtbarkeitsmassagen 205 f.
Fruchtbarkeitstracker 22
FSH-Wert 30 f.

Gebärmutterspiegelung 178 f., 181
Genetik 173 ff., 181
Gesellschaft 156 ff.
Gleitgel 24
GnRH-Agonisten 85 f.

Handstand/Kerze nach Sex 24 f.
Hashimoto 40 ff.
Hormone 30 f., 68 ff.
Hormonelle Stimulation 73 ff.
Hysteroskopie *siehe* Gebärmutterspiegelung

ICSI (Intrazytoplasmatische Spermieninjektion) 73 ff., 78
Instagram 55
IUI (Intrauterine Insemination) 71 ff.
IVF (In-vitro-Fertilisation) 73 ff., 77

Killerzellen 178 f.
Kinderwunsch
· Beziehung 152 ff.
· Männer 148 ff.
· Psyche 144 ff.
Kinderwunschbehandlung 56 ff., 68 ff.
Kinderwunschtourismus 182
Kinderwunschyoga 203 ff.
Kinderwunschzentrum 26 ff.
Krankenkasse 30, 89 ff.
· Antrag 90 f.
· private 90, 93
· Rechtsstreit 97 ff.
· Widerspruch 90, 94
Krebserkrankungen 46
Kryokonservierung 78, 86 ff.
Kurkuma 196 f.

Leihmutterschaft 183 f.
LH-Wert 30 f.

Maca 196 f.
Männerfruchtbarkeit 47 ff.
Massagen *siehe* Fruchtbarkeitsmassagen
Methotrexat 128
Mönchspfeffer 195
MTX-Spritze 128
Myoreflextherapie 192

Osteopathie 189 f.
Östradiol 30
Ovulationsschmerzen 21
Ovulationstest 22

PCO (polyzystisches Ovarsyndrom) 36 f.
Pilzinfektion 19 f.
Plasmazellen 178 f.
Polkörperdiagnostik 174 ff., 181
Progesteron 30 f.
Prolaktin 30 f.
Psyche, Einfluss auf Kinderwunsch 144 ff.
Psychische Betreuung 138 ff.

QR-Codes
· Adoption in Deutschland 165
· Basalthermometer 21

- Genetische Ursachen und Diagnostik bei unerfülltem Kinderwunsch 174
- Killerzellen und Co. 179
- Leihmutterschaft 184
- Maca für den Kinderwunsch 197
- Myoreflextherapie 192
- Selbsthilfegruppen bei Fehl- oder Totgeburt 137
- TCM bei Kinderwunsch 190
- Ursachen für eine Fehlgeburt oder Totgeburt 122

Ratschläge 162 f., 165, 166
Rechtsanwalt 95 f.
Rechtsschutzversicherung 96 f.
Rezepte 106 ff.

Samenspende 182 f.
Scheidenflora 20
Selbstwert 54 f.
Selleriesaft 110 f.
Sex nach Zeitplan 18, 23 f.
Shatavari 198
Spermienqualität 32
Spermiogramm 31
Stellungen 24
Sternenkinder 112 ff.
Stress 142 ff.

TCM (Traditionelle Chinesische Medizin) 190
Tee 192 ff.
Testosteron 30 f.
Totgeburt *siehe* Fehlgeburt
Trauer 51 ff.

Unfruchtbarkeit 50 ff.
- Umgang mit 50 ff.

Unverständnis 158 ff., 166 ff.
Ursachen für Unfruchtbarkeit 33 ff.

Vitamin D 106 f.
Vitaminpräparate 102 ff.
- Einnahme 104 f.

Yoga *siehe* Kinderwunschyoga

Zellteilung, Stadien 79 ff.
Zervixschleim 19
Zyklus 16 ff.

Impressum

© 2021 ZS Verlag GmbH
Kaiserstraße 14 b
D-80801 München

ISBN 978-3-96584-105-5
1. Auflage 2021

Projektleitung & Produktion: 31Media GmbH, Stephan Strauß
Texte: Anna Wilken & Saskia Hirschberg
Redaktionelle Mitarbeit: Kathrin Mayr
Lektorat: Lisa Duhme
Grafisches Konzept, Layout, Satz: Bianca Domula, affaire populaire
Coverbild: Arya Shirazi
Grafiken und Illustrationen: Antonia Fieber
Herstellung: Frank Jansen
Producing: Jan Russok
Druck & Bindung: CPI books, Leck

ZS – Ein Verlag der Edel Verlagsgruppe
www.zsverlag.de | www.facebook.com/zsverlag

Alle Rechte vorbehalten. All rights reserved. Das Werk darf – auch teilweise – nur mit Genehmigung des Verlags wiedergegeben werden.

Hinweis

Die Ratschläge in diesem Buch wurden mit größter Sorgfalt von Autorin und Verlag erarbeitet und geprüft. Eine Garantie kann jedoch nicht übernommen werden. Ebenso ist eine Haftung der Autorin bzw. des Verlags und seiner Beauftragten für Personen-, Sach- oder Vermögensschäden ausgeschlossen. Erkrankungen mit ernstem Hintergrund gehören in ärztliche Behandlung! Bei bereits bestehenden Beschwerden kann das Buch daher keinen fachärztlichen Rat ersetzen.

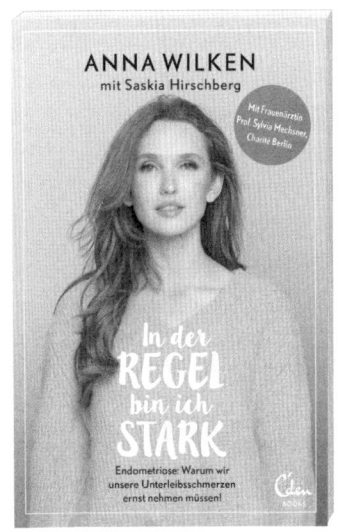

Anna Wilken
In der Regel bin ich stark
Endometriose: Warum wir unsere Unterleibsschmerzen ernst nehmen müssen!

272 Seiten | Klappenbroschur
€ 16,95 (D) / € 17,50 (A)
ISBN: 978-3-95910-228-5
Auch als E-Book erhältlich

Eine von zehn Frauen hat Endometriose, aber kaum jemand spricht darüber – außer Anna.
NEON

»Stell dich nicht so an!« – das hat Anna Wilken schon viel zu oft gehört. Die junge Frau ist von Endometriose betroffen, einem weit verbreiteten Frauenleiden, welches oft verharmlost wird – acht Jahre vergehen durchschnittlich bis zur korrekten Diagnose. Der Alltag von Betroffenen ist meist stark eingeschränkt, und es gibt keine Aussicht auf Heilung, nur eine Linderung der Symptome ist möglich. Die Endometriose nimmt häufig einen chronischen Verlauf: Bei bis zu 70 Prozent der Frauen, die wegen Unfruchtbarkeit behandelt werden, wird Endometriose festgestellt. Auch Anna Wilken brauchte viele Jahre, bis die Erkrankung bei ihr diagnostiziert wurde.

Mit ihrem Buch möchte sie Leserinnen ermuntern, ihre Symptome ernst zu nehmen und sich frühzeitig Unterstützung zu holen. Sie gibt einen Überblick über Therapiemöglichkeiten und erzählt, wie sie ihre Schmerzen in den Griff bekommt. *In der Regel bin ich stark* holt Frauen ab, die schon länger mit der Diagnose leben, und spricht auch jene an, die noch nicht diagnostiziert sind, aber endlich ernst genommen werden müssen.

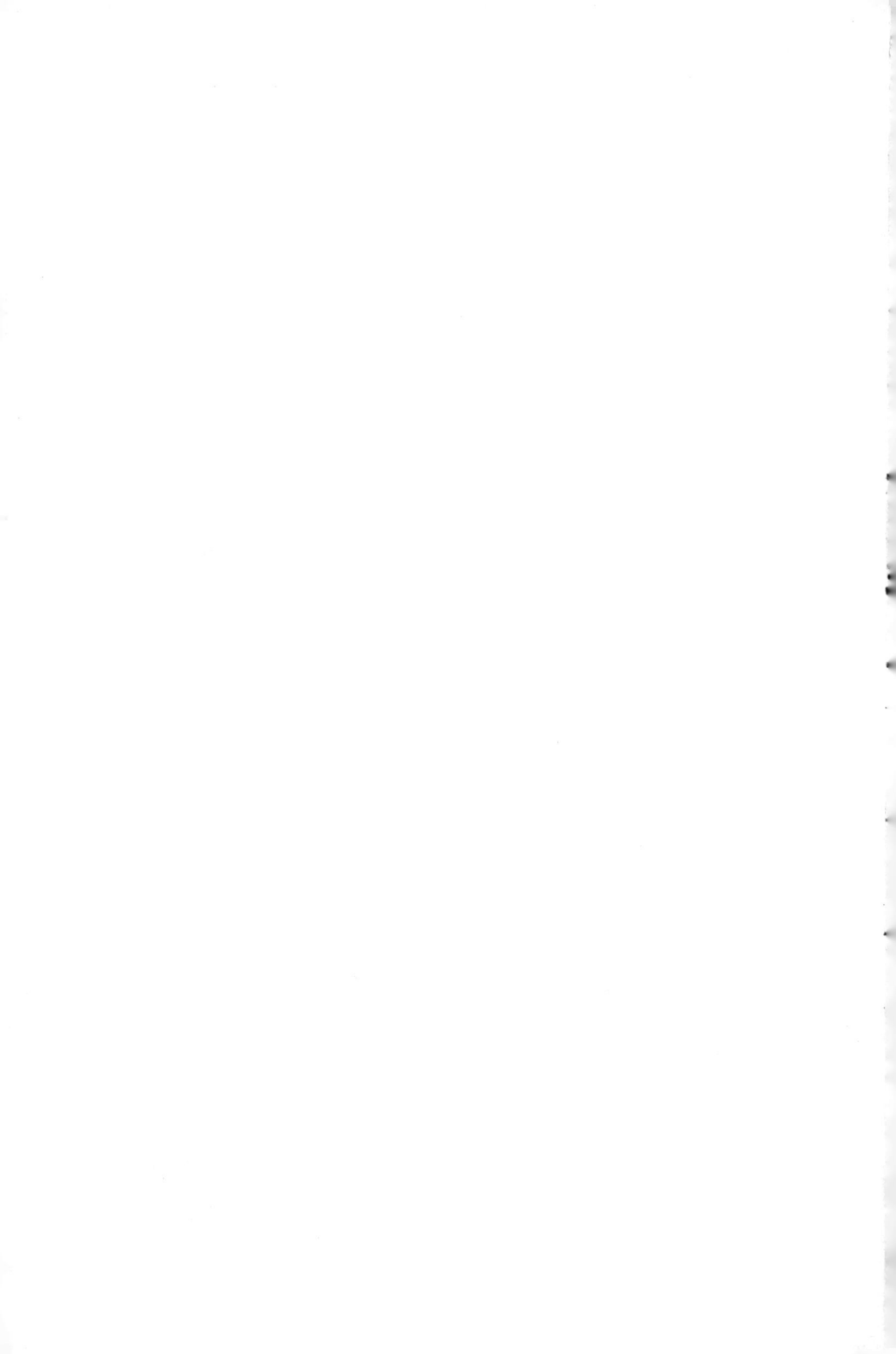